Mohammad Oda Selman
Amani Mohamed Al-Kaysi

Embriologia básica

Mohammad Oda Selman
Amani Mohamed Al-Kaysi

Embriologia básica

Embriologia Geral & Embriologia Especial

ScienciaScripts

Imprint
Any brand names and product names mentioned in this book are subject to trademark, brand or patent protection and are trademarks or registered trademarks of their respective holders. The use of brand names, product names, common names, trade names, product descriptions etc. even without a particular marking in this work is in no way to be construed to mean that such names may be regarded as unrestricted in respect of trademark and brand protection legislation and could thus be used by anyone.

Cover image: www.ingimage.com

This book is a translation from the original published under ISBN 978-613-8-96395-0.

Publisher:
Sciencia Scripts
is a trademark of
Dodo Books Indian Ocean Ltd. and OmniScriptum S.R.L Publishing group
Str. Armeneasca 28/1, office 1, Chisinau MD-2012, Republic of Moldova, Europe
Printed at: see last page
ISBN: 978-620-5-36310-2

Copyright © Mohammad Oda Selman, Amani Mohamed Al-Kaysi
Copyright © 2022 Dodo Books Indian Ocean Ltd. and OmniScriptum S.R.L Publishing group

Conteúdos
Prefácio 2
PARTE 1 3
PARTE 2 46
Referências 144

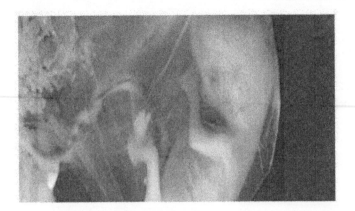

Prefácio

O livro é ciência embriológica. desejamos ajudar os nossos estudantes de medicina e médicos de diferentes departamentos a compreender facilmente esta ciência com conteúdos científicos de forma gradual e simples. Este livro tem várias ilustrações recolhidas cuidadosamente e cientificamente e esta obra proporcionou muitas novas interpretações informativas de detalhes embrionários e anatómicos que são difíceis para os estudantes aprenderem apenas com o texto.

No entanto, algumas das principais informações deste livro respondem a algumas perguntas na mente dos nossos estudantes.

A embriologia geral é o primeiro passo para conhecer a formação de tecidos especializados e compreender os seus processos é, em última análise, compreender a formação de estruturas especiais.

Compreender os comportamentos das pessoas não é como compreender a sua formação.

Autores

PARTE 1

EMBRIOLOGIA GERAL

Definição de Embriologia

Embriologia é o estudo do desenvolvimento desde a fertilização até ao embrião. Começa com uma única célula fertilizada que se divide para produzir todas as células do corpo.

O período pré-natal: Nas primeiras 38 semanas de desenvolvimento humano, isto ocorre entre a fertilização e o nascimento.
• O **período pré-embrionário** é as primeiras 2 semanas de desenvolvimento quando o zigoto se torna uma estrutura esférica e multicelular.
• O **período embrionário** inclui a terceira a oitava semana de desenvolvimento, durante a qual todos os principais sistemas de órgãos aparecem.
• O **período fetal** inclui as restantes semanas de desenvolvimento antes do nascimento:
a) O feto continua a crescer
b) Os seus órgãos aumentam em complexidade

Os órgãos reprodutores masculinos

Os órgãos reprodutores masculinos são:
1 . O testículo: forma o esperma e segrega as hormonas de testosterona
2 . O epidídimo, a deferência do ducto, o ducto ejaculatório e a uretra: transmite os espermatozóides para fora.

O testículo

É a glândula sexual masculina que se encontra no escroto suspenso pelo cordão espermático. Divide-se em cerca de 250 lóbulos por septos que se estendem desde a sua dura cápsula, **túnica albugínea**, até aos testículos do mediastino.
Cada lóbulo contém 1-4 túbulos seminíferos.
- Cada túbulo seminífero tem

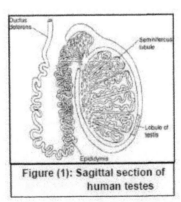

Figure (1): Sagittal section of human testes

Figura (1): Secção sagital dos testículos humanos

uma camada exterior de membrana chamada membrana do porão, que é revestida por dois tipos de células.

1. Espermatogónia (células germinativas): que sofre uma série de alterações mitóticas e morfológicas para se tornar **o esperma**

2.Células de Sertoli: elas dão nutrição ao espermatides em desenvolvimento.
- Havia células intersticiais (*células de Leydig*) em tecido conjuntivo solto entre os túbulos seminíferos. Estas células produzem hormona de testosterona.

Espermatogénese:
É a série de alterações mitóticas através das quais a espermatogónia é transformada em espermatozóides. A espermatogénese é dividida em três fases:

1.A primeira fase (espermatocitose): A espermatogénese prolifera por divisão mitótica para se substituir e produzir *espermatócitos primários* contendo 46 cromossomas.

2.A segunda fase (meiose): A divisão de redução (*meiose*) produz espermatócitos secundários contendo cromossomas haplóides número 22X ou 22Y, depois por divisão mitótica dão espermatides contendo cromossomas 22X ou 22Y de **espermatogénese.**

3.Terceira fase (espermatogénese):
A espermatida torna-se espermatozóide (esperma) através das seguintes alterações morfológicas:
• O núcleo torna-se condensado pela cromatina e forma a cabeça do esperma.
• O aparelho Golgi aumenta de tamanho e forma o núcleo, o acrossoma contém vários que estão envolvidos na penetração do óvulo.
• O núcleo e o acrossoma são rodeados por uma membrana de plasma contínua sem intervenção de citoplasma.

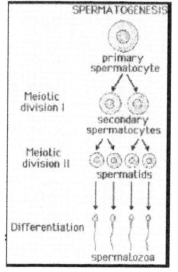

• O espermatide contém dois centrioles. O anterior permanece inalterado; o posterior torna-se o corpo basal.
• As fibrilhas axiais desenvolvem-se a partir do corpo basal, rodeadas por uma bainha mitocondrial helicoidal (espiral).
• A cauda é a parte motil e constitui a maior parte do esperma. As fibrilhas axiais são continuadas através da maior parte da cauda que é formada pela membrana citoplasmática.

Resultados da espermatogénese

• Formação de um grande número de esperma contendo o número haplóide de cromossomas 22X ou 22 Y.

• Alguns espermatozóides contêm cromossomas sexuais X ou Y, pelo que o esperma é responsável pela determinação do sexo

Estrutura final do esperma (esperma maduro)

1 . **Cabeça**: é formada pelo núcleo e pela tampa do acrossoma.

2. Pescoço: é muito estreito; estende-se até ao centriol anterior.
3. Parte média ou corpo: é cilíndrico e é formado por citoplasma, centríolas axiais fibrilares e bainha helicoidal mitocondrial. Estende-se entre o centriol anterior e o posterior.
4. Cauda: membrana citoplasmática contendo fibrilas axiais, a sua extremidade final é como um flagelo.
O seu comprimento total é de cerca de 50 p, a cabeça de 3-5p, a parte central de 7p, e a cauda de 40p.

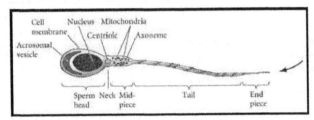

Figura (3): Espermatozóides maduros

Transporte de espermatozóides
• São não móveis no tracto genital masculino; são transportados do testículo para o epidídimo, depois o ducto deferente e armazenados na ampola do ducto deferente até ao momento da ejaculação, onde são transportados através do ducto ejaculatório, depois a uretra para a vagina.
• Os espermatozóides ejaculados na vagina tornam-se móveis e ascendem no canal cervical até à cavidade do útero, depois o tubo uterino onde ocorre a fertilização.
• Os espermatozóides permanecem viáveis durante cerca de dois dias após a ejaculação no tracto genital feminino

Fluido seminal (sémen)
A) É cerca de 2-4c.c. por ejaculação, é derivado das glândulas genitais acessórias e dos testículos.
B) Contém (200 - 300) milhões de espermatozóides por ejaculação ou 60 milhões de espermatozóides por cc.
C) É um meio adequado para o transporte e nutrição dos espermatozóides

Anomalias congénitas
1. **Azospermia**; ausência completa de espermatozóides
2. **Oligospermia**; o número de espermatozóides está abaixo do normal
3. **Anão**; espermatozóide muito pequeno.
4. **Espermatozóides gigantes**; espermatozóides demasiado grandes.
5. **Esperma bicefálico**; o esperma tem duas cabeças
6. **Espermatozóides bicaudais**; o esperma tem duas caudas.

NB: O fluido seminal de um macho normal fértil contém alguns espermatozóides anormais mas estes não devem exceder 10 -20% do número total.

Os órgãos reprodutores femininos

Os órgãos reprodutores femininos são;

1. **O ovário;** ele forma o óvulo
2. e segrega as hormonas estrogénio e progesterona.
3. **O tubo uterino** é a conduta oval e o local de fertilização normal.

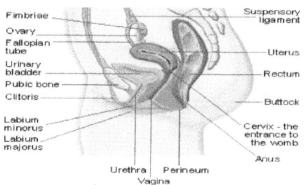

Figura(4):Órgãos femininos reprodutivos

O útero; é o local de desenvolvimento fetal.

4. **A vagina** é o copulatório e o canal de parto.

O óvulo
A oogonia é a célula germinal primordial, ela prolifera e diferencia-se em oócitos primários desde a vida intra-uterina.

Oogénese;
Na puberdade cada oócito primário passa por uma série de mudanças, tornando-se oócito secundário imediatamente antes da ovulação e do óvulo maduro em , ou imediatamente após a fertilização .

Passos de oogénese :
O oogónio contém (44XX) cromossomas, divide-se por divisão mitótica e dá oócitos primários (44XX). Um oócito primário é maior em tamanho, aumenta em tamanho até 120 Mm em

diâmetro, e está rodeado por uma única camada de células cúbicas (células foliculares).

o   Cada oócito primário sofre uma divisão meiótica (divisão de redução) e dá um oócito secundário (22XX) e um corpo polar.

o   Cada oócito secundário sofre uma divisão mitótica e dá um grande óvulo maduro (22XX) contendo a grande quantidade do citoplasma e um corpo polar secundário mais pequeno, a isto chama-se *divisão de maturação* e não ocorre excepto no momento da fertilização.

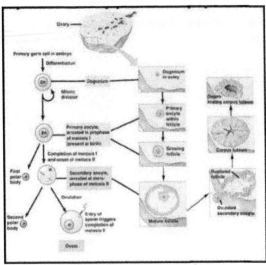

Figura (5): Passos de oogénese

O folículo ovariano :

o   As células foliculares que envolvem o oócito multiplicam-se e formam várias camadas.

o   Forma-se uma membrana amorfa entre as células foliculares e o oócito, esta membrana envolve completamente o oócito e é chamada zona pelúcida.
o   Quando o folículo é multi-laminar, aparecem pequenas cavidades entre as suas células proliferantes, preenchidas com um fluido chamado foliculi de licor.
Estas cavidades unem-se a uma grande cavidade (o antro). O antro divide as células foliculares em :
a) Uma camada interna chamada cumulus ovaricus.
b) Uma camada externa chamada stratum granulosum.
o   As duas camadas são contínuas no mesmo local.

- O oócito primário está no cumulus ovaricus, e as células foliculares aderentes a ele são denominadas *corona radiar*.
- O stratum granulosum torna-se envolto em bainha acelular e fibrosa derivada do estroma ovariano, chamado *theca folliculi*.

Oócito secundário formado após a Meiose I estar concluída

Uma zona pelúcida rodeia o oócito

Cumulus oophorus rodeia o oócito

Forma-se um antro cheio de fluido entre as células foliculares

Duas camadas formadas a partir do estoma ovariano: Theca interna - Theca vascular externa - tecido conjuntivo
cápsula

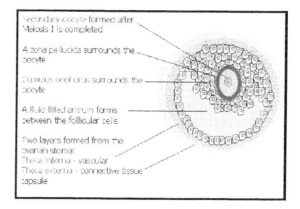

Figura (6): O folículo ovariano

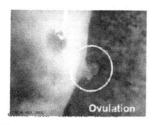

Ovulação:
Pelo alargamento do folículo ovariano, projecta-se da superfície do ovário e finalmente rompe, libertando o oócito secundário; rodeado pela zona pelúcida e pelas células do cúmulo avaricioso na cavidade peritoneal, depois o tubo uterino.

Normalmente, vários folículos crescem no
só se torna plenamente maduro e o resto sofre atresia.

Caracteres do óvulo (oócitos 2ry libertados):
O seu tamanho é grande e o seu diâmetro médio é de 110-140 pm. Tem duas

membranas:
a) Uma membrana interna fina, chamada *membrana vitelina*.
b) Uma membrana externa transparente espessa chamada *zona pelúcida*.
A zona pelúcida é rodeada por duas ou três camadas de células chamadas *coroa irradiada*.
Tem metade do número dos cromossomas normais (22X).
Passa através do tubo uterino para alcançar a cavidade do útero pela contracção muscular do útero do tubo uterino e pelo movimento da cílios das células que revestem o tubo

Ciclo Reprodutivo Feminino Humano

São as alterações que ocorrem ritmicamente a cada 28 dias nos órgãos reprodutivos; o ovário e o útero. Começam a ocorrer na idade da puberdade (15 anos) e param na idade da menopausa (45 anos).

O ciclo ovariano: Inclui duas fases; fase folicular e fase luteal.

A) Fase folicular:

o Milhares de folículos primários encontram-se no córtex do ovário; cada folículo consiste de um oócito primário rodeado por uma única camada de células planas chamadas células foliculares.

o Sob o efeito da hormona folicular estimulante (F.S.H) da hipófise anterior, as células foliculares alargam-se e dividem-se formando muitas camadas à volta do oócito.

o As células foliculares secretam uma substância glicoproteica em torno do oócito conhecida como zona pelúcida.

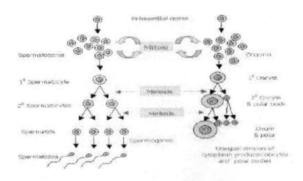

o Aparecem pequenas cavidades entre as células foliculares (folículo de grafite imaturo), depois unem-se para formar uma única cavidade grande preenchida com um fluido chamado folículo de licor que é rico em hormona estrogénica (folículo de grafite maduro)

o Os folículos estão divididos em duas camadas: 1-An camada exterior chamada stratum granulosum . 2-An camada, que é subdividida em:

a)Corona irradia em torno do óvulo. b)Cumulus ovaricus.
Figura (7): Gametogenese em macho e fêmea

o Apenas um folículo se torna folículo grafite maduro e os outros folículos degeneram (folículos atrésicos).

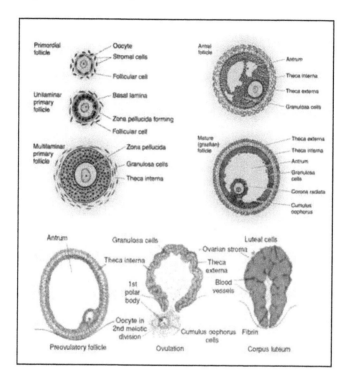

Figura (8): Diagrama mostrando a ovulação e o corpus luteum

Ovulação :
o Os folículos de grafite maduros rompem-se na superfície do ovário devido ao aumento da pressão dos folículos de licor, o óvulo maduro com a corona irradia fuga do ovário para o tubo uterino.

B) Fases luteranas:
1- corpus haemorrhagicum :
Após a ovulação, o folículo rompido colapsa, e ocorre uma hemorragia no seu interior formando um coágulo sanguíneo.

2- Corpus luteum :
o O coágulo de sangue é gradualmente absorvido.
o As células de granulose aumentam de tamanho e desenvolvem um pigmento carotenóide amarelado, e as chamadas células luteais, sob o efeito

da hormona luteinizante da hipófise anterior.
o As células luteais secretam a hormona progesterona e uma pequena quantidade de estrogénio.
o Se a fertilização não ocorrer, o corpo lúteo diminui de tamanho, perde a sua vascularidade, as suas células são degeneradas, e é convertido em tecido fibroso chamado corpus albicans.
o Se ocorrer fertilização, o corpo lúteo aumenta de tamanho, o seu diâmetro é de cerca de 3 cm, e permanece activo, secretando progesterona e estrogénio.
o O corpus luteum das estatísticas de gravidez a degenerar no quarto mês de continuação pela placenta.

Ciclo Menstrual:
o Estas são as alterações rítmicas que ocorrem todos os meses no endométrio do útero. Estas alterações dependem:
a) A hormona estrogénica segregada pelos folículos de grafite do ovário.
b) A hormona progesterona segregada pelo corpus luteum.
o A duração média do ciclo uterino é de 28 dias; pode ser inferior ou superior a isso.
o **Fases do ciclo menstrual (uterino):**
O ciclo uterino é formado de:
a) Fase menstrual. b) Fase folicular. c) Fase luteal.

1. Fase Menstrual (A sua duração média é de 3-5 dias):
A parte superficial (camada esponjosa) do endométrio é derramada deixando a parte basal. É vertida sob a forma de hemorragia interrompida da vagina. A quantidade de sangue perdida é de 50-100 c.c.

2. Fase folicular (de 5th . - 15th . Dia):
O endométrio inicia um processo de reparação como se segue:
1. O epitélio cresce para cobrir as áreas erodidas.
2. As glândulas uterinas são rectas e estreitas e depois tornam-se tortuosas e ricas em secreção contendo mucina e glicogénio.
3. O endométrio torna-se bem vascularizado e aumenta de espessura, e o epitélio é colunar.
o As alterações de reparação e crescimento do endométrio estão sob a influência do folículo de estrogénio.
o A fase folicular começa a partir do 5th dia do ciclo após a paragem da hemorragia (menstruação) até ao 15th dia.

Fase luteal (de 16th - 28th dia):
O endométrio aumenta de espessura devido a:
4. Aumentar a espessura da sua membrana mucosa.
5. As glândulas uterinas são aumentadas e tornam-se tortuosas e carregadas de secreções.
6. O aumento da vascularização endometrial e dos fluidos intersticiais

tornam o endométrio macio e aveludado na cor.

O endométrio é dividido histologicamente em três camadas (estratos):

a) Stratum basale:
o Fica ao lado do músculo uterino.
o Contém a ponta das glândulas uterinas e os vasos sanguíneos uterinos (curtos e rectos).
o É responsável pela reparação e regeneração do endométrio.

b) Stratum spongiosum:
Contém as partes principais das glândulas e dos vasos sanguíneos (artérias em espiral) que se tornam mais enroladas e dilatadas. c)Stratum compactum:
o É a camada superficial.
o Contém os pescoços das glândulas.
o A fase luteal está sob a influência da hormona progesterona que é segregada pelo corpus luteum.
o Começa no dia 16th do ciclo e termina no dia $28.^{th}$

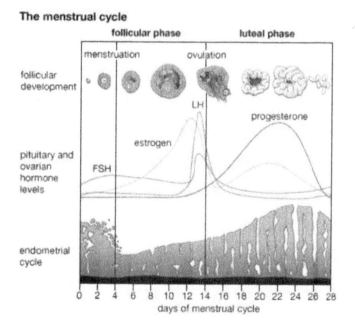

Figura (9): As fases do ciclo uterino (ciclo menstrual)

FERTILIZAÇÃO

É a união do esperma com o óvulo para formar o zigoto.

Sítio: Na parte interna do tubo uterino.

Processo de fertilização :

Os espermatozóides não são capazes de fertilizar o óvulo, excepto após dois processos seguintes.

1. **Capacitação :**
   o Uma camada de glicoproteína e proteínas plasmáticas seminais são removidas da membrana plasmática que cobre o acrossoma dos espermatozóides.
   o Só o esperma capacitado pode passar através das células corona que rodeiam o óvulo.
2. **Reacção Acrossómica :**
   Os espermatozóides libertam enzimas acrozómicas que dissolvem a zona pelúcida.
3. Apenas um esperma penetra na membrana vitelina do óvulo pela sua cabeça e pescoço e o seu corpo e cauda são desprendidos fora do óvulo.
4. A zona pelúcida altera o seu carácter e impede qualquer penetração adicional de outros espermatozóides.
5. A cabeça do esperma incha para formar o pronúcleo masculino, o centriolo anterior do pescoço do esperma forma dois centriolos.
6. O núcleo do óvulo incha para formar o pronúcleo feminino.
7. Os pronúcleos masculino e feminino fundem-se para formar o zigoto.

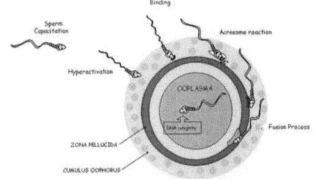

Figura (10): diagrama do processo de fertilização

Resultados da fertilização :
1-O zigoto restaura o número cromossómico normal (46 cromossomas).
2- Determinação do sexo, se o esperma contiver 22X unido ao óvulo, isto dá (44 XX fêmea), se o esperma contiver 22Y unido ao óvulo, isto dá (44 XY macho). O zigoto é activado para iniciar a divisão celular.
3- Herança de muitas personagens dos cromossomas da mãe e do pai.
N.B..:
o Em cada célula normal humana, existem 46 cromossomas.
o No masculino, existem 44 cromossomas autossómicos, cromossomas sexuais X&Y.

o No feminino, existem 44 cromossomas autossómicos, cromossomas sexuais X&X.

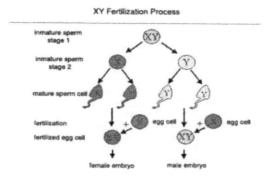

Figura (11): Resultados da fertilização

Anomalias congénitas:
Existem algumas anomalias do número de cromossomas que levam a certas doenças, por exemplo:

1-Mongolismo: Existe um cromossoma extra, pelo que o número total é 47. O mongol tem olhos mongolóides, retardamento mental e geralmente morre na puberdade.

2- Síndrome de Turner : Há defeito no número cromossómico (45), há um único cromossoma X, afecta as fêmeas que são estéreis e têm caracteres femininos imperfeitos.

3- Síndrome de Klinefelters : O número cromossómico é aumentado 47; 44 XXY , afecta os machos com pequenos testes anormais e seios aumentados.

Geminação (nascimentos múltiplos)
Normalmente, um único feto (descendência) é carregado de cada vez.
No entanto, os nascimentos múltiplos (geminação) ocorrem uma vez em cada 80 nascimentos.

o **Tipos de gémeos:**

A. Monozigótico (gémeos idênticos) :

o Um óvulo é fertilizado por um único espermatozóide.
o As células embrionárias separam-se em duas partes, em qualquer fase até à formação do eixo do disco embrionário, por exemplo, na fase de duas células, na fase de blastocisto ou na fase de disco embrionário bilaminar.
o Cada uma das duas partes dá origem a um embrião completo.
o Os gémeos podem ter um ou dois sacos amnióticos.
o Há pessoas do mesmo sexo.
o Têm os mesmos grupos sanguíneos, e a mesma estrutura genética.

- São exactamente semelhantes, excepto no que respeita às impressões digitais.

B. Diazigótico (gémeos binoculares) :
- Dois óvulos são descarregados e fertilizados por dois espermatozóides diferentes.
- Cada embrião tem o seu próprio saco coriónico; raramente os dois sacos podem ser fundidos.
- Os gémeos podem ser do mesmo sexo ou de sexo diferente.
- Têm uma estrutura genética diferente.
- Trigêmeos, quádruplos e outros casos de nascimentos múltiplos podem ser monozigóticos ou diazigóticos ou de combinação de ambos.
- **Monstros:**
- São os gémeos monozigóticos incompletamente separados.
- Podem estar unidos na região torácica (toracopagus), ou na cabeça (cranio- pagus), ou na região umbilical (xiphopagus), ou na superfície dorsal do corpo (pyopagus).

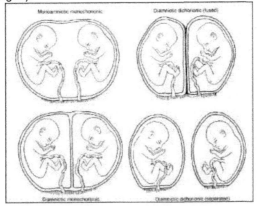

Figura (12): tipos de gémeos

Técnicas de reprodução assistida Fertilização In Vitero (IVF &IUI)

Fertilização *in vitro* (FIV)

É um processo pelo qual um óvulo é fertilizado por espermatozóides fora do corpo: *in vitro*. A FIV é um tratamento importante para a infertilidade quando outros métodos de tecnologia reprodutiva assistida falharam. O processo envolve a monitorização do processo ovulatório de uma mulher, removendo óvulos ou óvulos (óvulos ou óvulos) dos ovários da mulher e deixando os espermatozóides fertilizá-los num meio fluido em laboratório.

Quando o ciclo natural de uma mulher é monitorizado para recolher um óvulo (ovo) naturalmente seleccionado para fertilização, é conhecido como ciclo natural FIV. O óvulo fertilizado (zigoto) é então transferido para o útero da

paciente com a intenção de estabelecer uma gravidez bem sucedida.
Passos da FIV:
1. Estimulação do processo de ovulação na mãe por terapia hormonal.
2. Remoção cirúrgica dos óvulos que são colocados em meio de cultura para aumentar a sua maturação até à segunda metáfase meiótica.
3. Um espermatozóide de capacitação é concentrado e adicionado ao meio de cultura para iniciar a fertilização por um dos seguintes métodos. *a)*Os óvulos fertilizados podem desenvolver-se até à fase de blastocisto, e depois são implantados no endométrio do
doador *__na transferência de embriões de fertilização in vitro__ (IVF-ET).*
b) Os óvulos fertilizados podem desenvolver-se até à fase zigoto, e depois introduzidos na trompa uterina, onde são movidos naturalmente para o endométrio do útero. Este tipo de fertilização in vitro é conhecido como **transferência inter-falópica de zigoto (ZIFT)** ou transferência da fase pronuclear (**PROST**).
c) Os óvulos maduros são introduzidos no tubo uterino na presença de espermatozóides capacitados. A fertilização e as seguintes etapas de desenvolvimento têm lugar nos seus naturalistas. Este tipo de fertilização é conhecido como *__transferência de interfallopainas de gâmetas (GIFT)__.*
d) Um único esperma é introduzido por micropipetas no óvulo maduro através de um buraco na zona pelúcida.

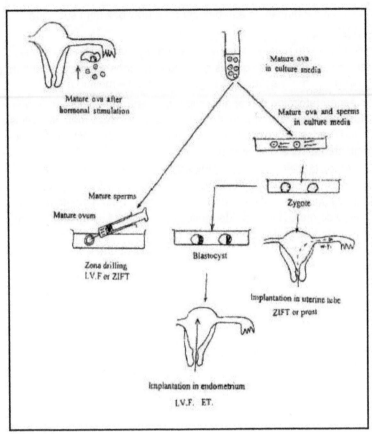

Figura (13): Diagrama mostrando diferentes tipos de Fertilização In Vitro

CLIVAGEM DA FORMAÇÃO DO ZIGOTO E BLASTOCISTO
Cleavage (Segmentação):
O zigoto sofre uma divisão mitótica para aumentar o número das suas células. Este processo é chamado *clivagem* ou segmentação.
o Este processo começa após cerca de 36 horas da fertilização.
o Este zigoto por divisão mitótica dá 2 células idênticas (duas fases celulares), cada célula divide-se em: células idênticas (**4 fases celulares**), e o processo de divisão celular é repetido até que o número da célula se torne 16, chama-se **Morula**.
o À medida que o número de células aumenta, o seu tamanho torna-se menor, até se tornar semelhante ao tamanho normal do humano.
o Durante a clivagem, a massa de células dentro da zona pelúcida move-se através do tubo uterino para alcançar a cavidade uterina no 4th dia após a fertilização.
o São movidos pela contracção do tubo uterino e pelo movimento da sua cílios.
o A zona pelúcida impede a aderência das células ao epitélio do tubo uterino.
Blastocisto:
o O fluido acumula-se dentro da célula da mórula e a cavidade blastocitária é formada e preenchida com o fluido. A cavidade blastocitária é chamada *blastocele*.
o Um grupo de elites é formado num pólo da cavidade chamado *massa celular interna*.
o As restantes células que rodeiam a cavidade são chamadas *células trofoblásticas*.
o Agora, a mórula é transformada no blastocisto que entra na cavidade uterina no 5th dia após a fertilização.
o Então, o blastocisto é formado de :
• Massa celular interna (poucos números de células), forma as membranas fetais e a placenta.
• Blastocele: cavidade cheia de fluido.
• A zona pelúcida rodeia as estruturas anteriores.

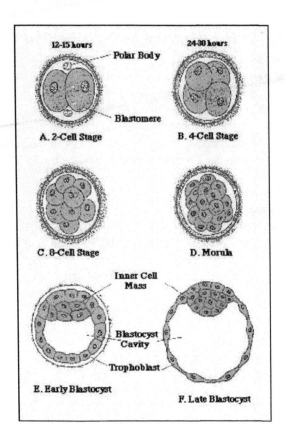

Figura (14) Clivagem da formação de zigoto e blastocisto

IMPLANTAÇÃO DO BLASTOCISTO

- No 5th dia após a fertilização, o blastocisto perde a zona pelúcida.
- O trofoblasto em torno da massa celular interna é chamado trofoblasto polar. No 6th dia após a fertilização, adere à mucosa uterina, exercendo sobre ela uma acção histológica.
- As células trofoblásticas polares dividem-se rapidamente e estão divididas em duas camadas.

1. Trofoblástica sincítica externa, sem um limite celular distinto, continua a enterrar-se na mucosa uterina.
2. Cytotrophoblast interior.

- A área de penetração mais profunda do blastocisto é chamada *pólo embrionário*.
- A última parte do blastocisto a ser embutida chama-se *pólo abembryónico*.

- Por volta do 10th dia após a fertilização, o buraco no endométrio é fechado por um tampão de fibrina. Agora a implantação completa está feita.

Local normal de implantação:
o Na parte central do endométrio da parede posterior do útero perto do fundo.

Locais anormais de implantação (gravidez ectópica):
1- No ovário, raro.
2- Na cavidade peritoneal, rara.
3- No tubo uterino, não é comum.
Nos sítios anteriores, a gravidez falha e as mulheres grávidas sofrem de dores graves e hemorragia interna.
4- Placenta previa: Implantação ocorre no endométrio próximo do os interno. É classificada em 3 tipos:

a) Placenta previa centeralis: a placenta cobre completamente a placenta interna os.
b) Plasenta previa marginalis a placenta cobre parte do os interno.
c) Plasenta previa lateralis: a placenta encontra-se na parte inferior do útero.
A placenta prévia é um caso de emergência durante o parto, porque é acompanhada de uma hemorragia fatal grave, pelo que é necessária a cesariana.

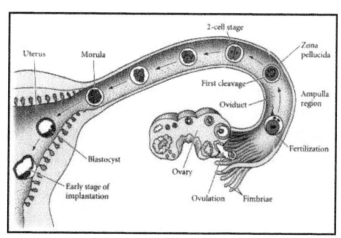

Figura (15): Passos e sítios de fertilização, segmentação e implantação

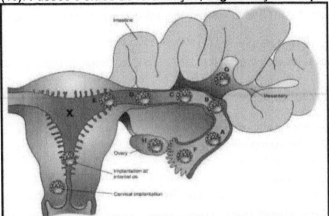

Figura (16): Sítios de implantação. O local habitual indicado por um X. É indicada a ordem de frequência aproximada de implantações ectópicas (A, mais comum, H, menos comum). A a F, gravidez tubária; G, gravidez abdominal; H, gravidez ovárica. As gravidezes tubárias são o tipo mais comum de gravidez ectópica. Embora adequadamente incluída nos locais de gravidez uterina, uma gravidez cervical é frequentemente considerada como uma gravidez ectópica.

DIFERENCIAÇÃO DA MASSA DA CÉLULA INTERIOR

Após a implantação completa e até aos 7th dias, a massa celular interna diferencia-se em:

Disco 1-germinal (ectoderme embrionário): Uma placa espessa de células grandes e de disposição irregular, encontra-se no exterior.

2-Embrião: folha interna de células de camada única, que se encontra entre o disco germinal e a cavidade blastocitária.

o Uma cavidade aparece entre o disco germinal (ectoderme embrionário) e o trofoblasto, tornar-se-á uma *cavidade amniótica*.

o No 11th dia após a fertilização, é formado um disco circular bilaminar de

1- O ectoderme: uma camada alta de célula colunar.

2-O endoderme: uma camada plana de uma célula.
o A cavidade amniótica fica dorsal ao ectoderme entre ela e o trofoblasto.
o O blastocoel (cavidade do blastocisto) é revestido por uma fina camada de células achatadas, que surgem das margens do endoderme, e a cavidade fechada é agora denominada *saco vitelino primário*. o As células mesodérmicas extra-embrionárias das margens do endoderme estendem-se entre o trofoblasto e o saco vitelino primário, e depois estendem-se para alinhar todo o trofoblasto.
o A mesoderme extra-embrionária aumenta em quantidade e várias cavidades aparecem entre as suas células. Mais tarde, estas cavidades unem-se numa grande cavidade que se tornará o celoma extra-embrionário, que dividirá a mesoderme extra-embrionária em duas camadas:
1-An camada exterior que reveste o trofoblasto.
2-Ann camada interior que envolve o saco vitelino e o saco vitelino, o saco vitelino torna-se mais pequeno em tamanho e agora é chamado de saco vitelino secundário ou definitivo.
O trofoblasto e o seu forro de mesoderme extra-embrionário são chamados de córion . Toda a massa é chamada de **vesícula coriónica.** Em determinada área, a mesoderme extra-embrionária liga a cavidade amniótica ao trofoblasto sem cavidades; esta área forma o talo de ligação. Mais tarde, a fixação do **talo de ligação** é transformada em cordão umbilical.

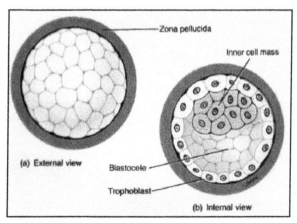

Figura (17): Blastocisto (a) Vista externa (b) Vista interna

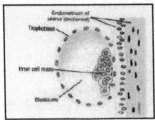 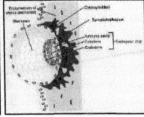

Figura (18): Vista externa da implantação em diferentes fases etárias

A PLACA EMBRIONÁRIA

- No início é arredondado, depois torna-se oval e por último torna-se em forma de pêra. No início do desenvolvimento, consiste em duas camadas apenas:

1. Ectoderm(dorsal)
2. Endoderm(ventral)
- A cavidade amniótica encontra-se acima e dorsal até ao ectoderme.
- A bolsa vitelina encontra-se ventral até ao endoderme.

As seguintes alterações têm lugar na placa embrionária como se segue:

1- **A placa prochordal**: As células cuboidais endodérmicas perto da futura extremidade anterior da placa embrionária tornam-se colunares e formam a placa procordal.

2- **A linha primitiva**: A rápida multiplicação das células ectodérmicas na parte posterior da placa embrionária, formam uma opacidade linear conhecida como a estria primitiva.

3- **O nó primitivo**: É um nó localizado do rápido crescimento das células ectodérmicas; aparece como um pequeno inchaço na extremidade anterior da faixa primitiva.

4- **O processo notocordal**: É montado como uma estrutura de divisão activa das células ectodérmicas do nódulo primitivo. Estende-se entre o ectoderme e o endoderme.

5- **O canal notocordal**: O processo notocordeal adquire um canal central, que se abre posteriormente no nó primitivo, numa abertura chamada plastopare.

6- **O canal neuroenterico**: Algumas das células endodérmicas sob o processo notocordal desaparecem e entretanto algumas das células do processo notocordal desaparecem no chão do canal notocordal. Assim forma-se uma ligação temporária entre a cavidade amniótica e o saco vitelino, que é conhecido como canal neuroentérico.

7- **O notocorde** :
o Mais tarde, o chão do canal neuroentérico é reparado pelo crescimento das células endodérmicas e o processo de notocorda e o seu canal torna-se

ocluído e é agora conhecido como notocorda.
o Mais tarde em desenvolvimento, o notocorda forma a base da formação da coluna vertebral.

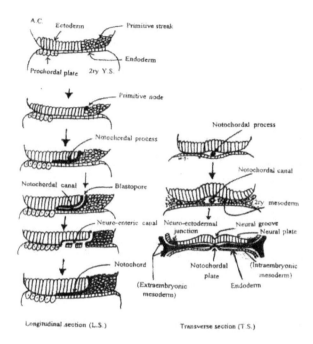

Figura (19): Diagrama mostrando a formação de notocorda e mesoderme secundária

INTRA - MESODERME EMBRÍNICO (mesoderme secundário)

É formado entre o ectoderme e o endoderme da placa embrionária a partir das seguintes fontes:

1. Lados da linha primitiva (fonte principal).
2. Lados do nódulo primitivo.
3. Lados do processo notocordal.

Assim, a placa embrionária é formada por três camadas:

1. Ectoderme.
2. Mesoderme, estende-se a todo o embrião, excepto em duas áreas:
a. Uma na frente, formará a *membrana bucofaríngea (oral)*.
b. A segunda está por detrás da linha primitiva; irá formar a *membrana cloacal*.
3. Endodermia.

Diferenciação da mesoderme intra-embrionária:
Uma ranhura longitudinal de cada lado do notocorda divide a mesoderme intra-embrionária em três partes:

1. Mesoderme paraxial:
É a parte medial, que está paralela ao notocorda.

2. Massa celular intermédia (cordão nefrogénico):
É a mesoderme do chão da ranhura longitudinal.

3. Placa lateral:
É a parte lateral da mesoderme lateral à ranhura longitudinal.

Mesoderme paraxial
Na 3rd . semana, a mesoderme paraxial é dividida por vários sulcos transversais em 42-44 segmentos primitivos (somites ou metameres) de cada lado do notocorda.

Os somitos são classificados da seguinte forma:
a) Occipitais, 4-5 em número, formam o crânio.
b) Cervical, 7 em número
c) Torácico, 12 em número.
d) Número 5, em número.
e) Sacral, 5 em número.
f) Coccygeal, 5-10 em número.

- No início, cada somite contém uma cavidade chamada myocele, que mais tarde é ocluída pelas células das suas paredes.
- As células da porção ventromedial do somito formam o escleretoma que envolve o notocorda e dão o esqueleto axial. As células da porção dorsolateral formam o dermomyotome que se divide em:
    a) Myotome ou a placa muscular.
    b) Dermatoma ou a placa cutânea.

Massa Celular Intermediária (ou Cordão Nefrogénico)
A massa celular intermédia dá origem a:
1. O sistema urinário, especialmente o rim primitivo.
2. As gónadas, que aparecem como uma área espessada de epitélio no lado medial da crista urogenital.

Placa Lateral de Mesoderme
Uma série de pequenas cavidades aparece na placa lateral da mesoderme, e depois unem-se para formar uma única grande cavidade chamada coeloma intra- embrionário, que divide a placa lateral da mesoderme em duas camadas de mesoderme.

a) Camada somática:

Fica por baixo do ectoderme e dá origem a:

1. Músculos das paredes abdominal e torácica.
2. Camada parietal de peritoneu e pleura.

b) Camada de planchique (visceral):
Fica por baixo do endoderme e dá origem a..:
1. Músculos do coração, árvore brônquica e estômago.
2. Camada visceral de pericárdio, pleura e peritoneu.

O Intra - Embryonic Coelom
É uma cavidade em forma de U dentro da placa lateral da mesoderme e irá formar-se:

1. Futura cavitação pericárdica:
É formado a partir da sua parte anterior transversal que se situa antes da membrana bucofaríngea (oral), após dobrar o embrião torna-se ventral em posição.

2. Futura cavitação peritoneal:
É formado a partir da parte posterior do coelom intra-embrionário.

3. Futura cavity pleural:
É formado a partir da comunicação lateral entre as cavidades pericárdica e peritoneal.

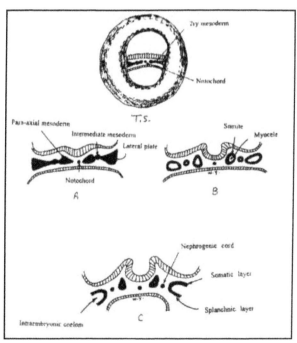

Figura (20): Desenvolvimento e diferenciação da mesoderme secundária, secção transversal

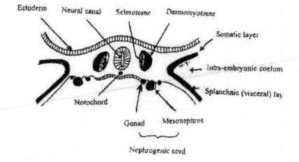

Figura (21): Derivados do somito, cordão nefrogénico e placa lateral

FOLDNG

o As partes periféricas do disco embrionário são dobradas devido ao rápido crescimento do embrião, especialmente no meio do seu longo eixo.
o Começa no final da 3rd. semana e termina no final da 4th semana.
o O embrião é dobrado na extremidade cefálica para formar a dobra da cabeça, na extremidade caudal para formar a dobra da cauda, e em ambos os lados para formar duas dobras laterais.

Resultados da dobragem:
• O embrião adquire a sua forma característica.
• Uma parte do saco vitelino é fechada dentro do embrião; a parte do saco vitelino dentro da prega da cabeça forma o antebraço, a parte do saco vitelino dentro da cauda a partir do intestino grosso, e a parte entre ambos forma o meio do intestino.
• A parte do saco vitelino que permanece fora do embrião chama-se saco definitivo da gema; está ligada ao meio do intestino por um estreito ducto que chama o ducto vitellointestinal.
• A membrana bucofarínica (oral), o coração e o travesso do septo tornam-se ventrais em posição.
• A membrana cloacal e o allantois tornam-se ventrais em posição. O allantois é um divertículo da cloaca que é a parte terminal dilatada do hindgut.
• O âmnio rodeia todos os aspectos do embrião.
• A fixação do talo de ligação (futuro cordão umbilical) é deslocada para o aspecto ventral do embrião.

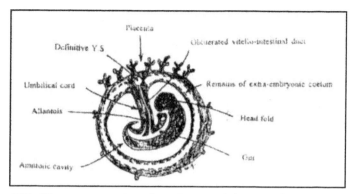

Figura (22): Diagrama mostrando o desenvolvimento da membrana fetal

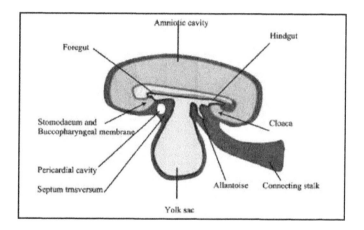

Figura (23): Diagrama mostrando a dobragem do embrião

DECIDUA

- É o endométrio da mãe durante a gravidez.
- É espesso, rico em glândulas endometriais, vasos sanguíneos, leucócitos e células decíduais, em comparação com o endométrio normal.
- O endométrio torna-se decídua sob o efeito da hormona progesterona segregada pelo corpus luteum.

Partes das decíduas:

Decidua basalis: é a parte da decídua situada entre o blastocisto (vesícula coriónica) e o músculo uterino. Forma, juntamente com o chorion frondosum, a placenta.

Decidua capsularis: é a parte da decídua que envolve o blastocisto (vesícula coriónica). Desaparece no 5th mês de gravidez, devido ao crescimento do embrião.

Decidua parietalis: é a parte da decídua que reveste o resto da parede do útero. Degenera desde o início do 5th mês de gravidez, devido ao aumento da pressão pelo embrião em crescimento.

1. Decidua capsularis
2. Lamento uterino
3. Cavidade uterina
4. Placenta
5. Decidua parietalis
6. Decidua basalis
7. Licença de corião
8. Embrião
9. Ligar o talo
10. Saco vitelino
11. Chorion frondosum
12. âmnio
13. Cavidade coriônica
14. Cavidade amniótica

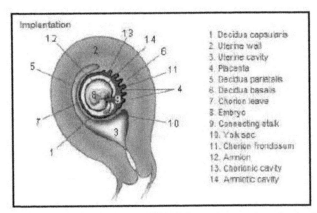

Figura (24): diagrama mostrando diferentes partes da decidua
MEMBRANAS FETAIS
As membranas fetais são todas as estruturas que se desenvolvem a partir do zigoto e *não participam na formação do embrião*.
As membranas fetais são:
São saco vitelino, âmnio, cório, alantois, talo de ligação (cordão umbilical), e a placenta.

Saco Yolk

• Formou-se durante os degraus blastocisto, quando a membrana exocoelómica (mesoderme extra-embrionária) surge do endoderme, e estende-se até à linha do trofoblasto que envolve a *cavidade do saco vitelino primário*.
• O seu telhado é formado pelo *endoderme* e a sua parede é formada pela membrana exocoelómica (mesoderme extra-embrionária).
Fases do saco vitelino:

Saco primário de gema: é formado na fase de blastocisto, descrito.
Saco vitelino secundário: desenvolve-se a fase vesicular coriónica, o saco vitelino primário torna-se mais pequeno em tamanho e é chamado saco vitelino secundário.
- O seu telhado é formado pelo endoderme e a sua parede é formada pela *camada interior do mesoderme extra-embrionário*.
- O allantois, que é um divertículo que se desenvolve a partir da parte dorsi-caudal do saco vitelino, e repousa no talo de ligação.

Depois de dobrado: uma parte do saco vitelino é fechada no interior do embrião e forma o antebraço, o intestino grosso e o intestino delgado.
Saco vitelino definitivo: é a parte do saco vitelino que permanece fora do embrião após o processo de dobragem; está ligado ao meio do intestino pelo ducto vitelinoestinal. Como resultado da ampliação do âmnio, o ducto e a conduta e o saco vitelino definitivo encontram-se no cordão umbilical. Mais tarde, o ducto é isobliterado e degenerado e o saco vitelino definitivo encolhe.

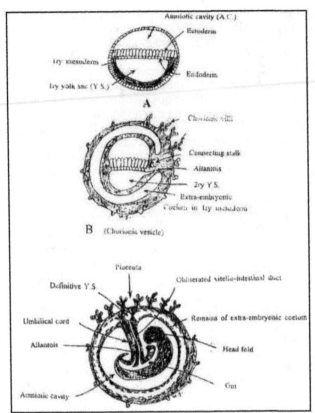

Figura (25): diagrama mostrando o desenvolvimento do saco vitelino

Funções do saco vitelino:
• Desde cedo em desenvolvimento, transmite ao feto o fluido nutritivo do trofoblasto, o mesoderme extra-embrionário e o coeloma extra-embrionário. Quando a função da placenta é estabelecida, esta via nutritiva torna-se sem importância.
• O seu telhado endodérmico forma o revestimento epitelial do sistema alimentar e respiratório.
   • A sua parede (mesoderme extra-embrionário) é a fonte de desenvolvimento das células sanguíneas e dos vasos sanguíneos.
- As células germinais primordiais aparecem no endoderme, a mesoderme esplâncnica do hindgut e a região contígua da parede do saco vitelino. Em seguida, migram dorsicamente para o local das futuras gónadas (testículos ou ovário), mas a origem da célula germinal primordial é ainda incerta.

Anomalias do saco vitelino: A maioria das anomalias encontram-se no ducto vitelo-intestinal, como se segue:

1. Pode persistir para formar uma fístula fecal umbilical congénita.
2. A sua extremidade proximal pode persistir para formar o divertículo de Meckel (ileal), pode formar-se um ligamento fibroso entre o divertículo de

Meckel e o umbigo, pode ser torcido e causar estrangulamento do intestino.
3. A sua parte do meio pode persistir para formar um cisto vitelino, e o resto da conduta persiste como ligamento vitelino

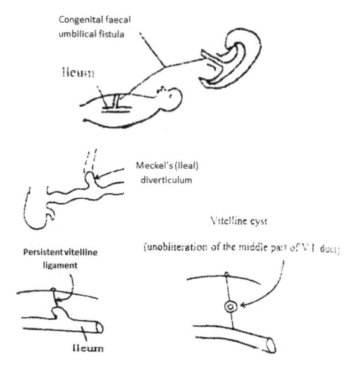

Figura (26): Anomalias do saco vitelino

Allantois
- É diverticulum que surge da parte dorsi-caudal do saco vitelino secundário, e se projeta para a mesoderme extra-embrionária do talo de ligação.
- Aparece primeiro durante a 3rd. semana, mais tarde, quando o hindgut é desenvolvido depois de dobrado; abre-se na parte terminal do hindgut (ou aspecto ventral da cloaca).

O destino dos allantois:
- Forma um dos componentes do umbilical.
- A sua parte proximal é contínua com a bexiga urinária e pode participar na formação do ápice da bexiga urinária.
- A sua parte distal torna-se um tubo involutivo (urachus). Mais tarde, o urachus forma o *ligamento umbilical mediano* na parede abdominal anterior do feto e está ligado ao umbigo.

Anomalias dos allantois :
1. **Cisto uraco**: uma parte do uraco não é obliterada no meio do ligamento umbilical mediano.

2. **Fístula uraqueal**: o uraco não é obliterado, pelo que a urina é vista a escapar do umbigo do feto.
3. **Seios Urachal**: a parte do úraco perto do umbigo permanece patente, e vê-se uma descarga serosa a sair do úraco.

âmnio
- A cavidade amniótica aparece no 7th dia após a fertilização. Aparece entre o ectoderme e o trofoblasto na fase de blastocisto.
- Na fase da vesícula coriónica, o *chão* da cavidade amniótica é formado pela ectoderme, enquanto o *telhado* é formado por uma camada de células planas, e a cavidade é rodeada por uma pia da mesoderme extra-embrionária.
- A cavidade amniótica aumenta de tamanho progressivamente à custa da gema.
- No início, a cavidade amniótica cobre a superfície dorsal do embrião.
- Depois de dobrado, rodeia completamente o embrião.
- A superfície exterior da cavidade amniótica fica em contacto com o cório, e o celoma extra-embrionário é comprimido e fica limitado a uma pequena fenda.
- No início, o âmnio é ligado às margens do disco embrionário, depois de dobrado, a sua fixação é deslocada, e rodeia o cordão umbilical e cobre soltamente a placenta e o resto do córion.
- A cavidade amniótica contém o líquido amniótico que tem os seguintes caracteres:

1. É um fluido aguado claro formado por 98% de água e 2% de sólidos (glucose, aminoácidos e ureia).
2. Aumenta em quantidade até ao 7th Mês de gravidez, depois começa a diminuir e no final da gravidez é de cerca de um litro.
3. A sua fonte não é definitiva, pode derivar de:
a) O epitélio amniótico.
b) Filtração da área da placenta.
c) O rim do feto quando este adicionou urina ao líquido.

Funções do âmnio:
1. Protege o feto do efeito de pressão e trauma.
2. Permite movimentos fetais que são importantes para o desenvolvimento dos seus músculos.
3. Proporciona igual pressão sobre o feto, o que é importante para o seu desenvolvimento simétrico.
4. Mantém uma temperatura constante em torno do feto.
5. Impede as adesões entre as diferentes partes do feto.
6. Ajuda o colo do útero a dilatar no parto.
7. Ao nascer, quando o saco amniótico rompe, o líquido amniótico passa para baixo e lava a vagina de modo a actuar como anti-séptico natural da vagina antes do parto do feto.

Anomalias do âmnio:
1. **Oligohydramnios**: O líquido amniótico é inferior a meio litro. Pode dever-se ao rim fetal patológico e ao tracto urinário. Pode causar aderências entre o embrião e o âmnio.

2. **Hidrâmnios:** O líquido amniótico é mais de dois litros. Pode ser devido ao aumento da formação do fluido ou à diminuição da sua absorção.
3. Se o saco amniótico não romper durante o parto, o feto nascerá dentro do saco amniótico.

O Talo de Ligação e o Cordão Umbilical
O talo de ligação:
- É a parte da mesoderme extra-embrionária que liga o embrião (feto) ao trofoblasto (córion).
- No início, situa-se entre o telhado da cavidade amniótica, e o trofoblasto. Depois, desloca-se para se deitar entre a extremidade caudal do embrião e o trofoblasto.
- Depois de dobrado, desloca-se novamente, e liga a parede abdominal anterior do feto ao trofoblasto.
- Contém o alantois na sua parte proximal e os vasos umbilicais ao longo de todo o seu comprimento. O alantois é um diverticulum da parte dorsicaudal do saco vitelino, enquanto os vasos umbilicais se desenvolvem a partir da mesoderme extra-embrionária do talo de ligação.

O cordão umbilical:
É o talo de ligação alongado.
- Forma-se após a dobragem, durante a semana de 5th como resultado do alargamento da cavidade amniótica.
- Está ligado à parede abdominal anterior do feto e ao centro da superfície fetal da placenta.
- Torna-se maduro a pleno termo, onde o seu comprimento é de cerca de 50 cm e o seu diâmetro é de cerca de 1,25 cm.

Consiste em:
1. Uma cobertura tubular de *membrana amniótica*.
2. A *mesoderme extra-embrionária* do talo de ligação que se torna uma mesoderme solta como a geleia *de Wharton*.
3. *Allantois*: é obliterada excepto a sua parte intra-embrionária (parte proximal) que forma o urachus da bexiga urinária.
4. *Os vasos umbilicais* (duas artérias e uma veia):
- As artérias transportam sangue não oxigenado desde o feto até à placenta.
- A veia transporta sangue oxigenado desde a placenta até ao feto. No início, existiam duas veias, direita e esquerda, a veia direita degenerou cedo e a veia esquerda persiste no cordão umbilical. O cordão parece torcido devido a um crescimento desigual das artérias umbilicais.
5. Os restos do ducto vitelo-intestinal que desaparecem por volta do 3rd mês.
6. Os restos do celoma extra-embrionário que desaparecem mais tarde.

o **Função do cordão umbilical** :
- Transmite os vasos umbilicais, que transportam substâncias nutritivas e oxigénio da placenta para o feto e resíduos e $Co2$ do feto para a placenta.

Alterações do cordão umbilical após o nascimento (pós-natal):
- Após o nascimento, o cordão é ligado perto do umbigo do feto e cortado.
- As artérias umbilicais contraem-se e o seu lúmen está fechado. São provenientes dos ligamentos umbilicais laterais do feto.

- A veia umbilical esquerda é obliterada e é transformada no ligamento redondo (ligamentum teres) do fígado do feto.

Anomalias do cordão umbilical
1. *Cordão umbilical muito longo*: pode ser enrolado à volta do pescoço do feto e estrangula-o.
2. *Cordão umbilical muito curto*: pode ser gato ou pode causar a separação prematura da placenta.
3. *Fixação anormal à placenta*: pode ter fixação marginal excêntrica ou velmatosa à placenta.
4. *Hérnia umbilical*: a hérnia extra-embrionária pode persistir e receber hérnia umbilical do meio do intestino que em conhecido como examphalos.
5. *Cordas umbilicais duplas*.
6. *Presença de uma artéria umbilical* em vez de duas.
7. *Presença de nós nos cordões umbilicais:* quais podem ser verdadeiros ou falsos?
a) Verdadeiros nós: Podem causar obstrução ao fluxo umbilical e morte do feto. Seguem movimentos excessivos do feto no útero.
Falsos nós: Podem dever-se a um looping anormal de um dos vasos umbilicais, ou a uma acumulação local de uma massa de geleia da Wharton.

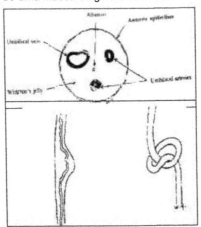

Figura (27): Secção transversal através do cordão umbilical
Figura (28): Formas anormais do cordão umbilical

Chorion
É a parede da vesícula coriónica, é formada de:
1 . **O trofoblasto**: que é diferenciado em duas camadas:
a) **Cytotrophoblast**: camada celular interna.
b) **Plasmodiotrofoblasto (syncytium)** : Camada protoplasmática exterior com numerosos núcleos e sem contorno de células. Invade a membrana mucosa uterina e ergue os seus tecidos e vasos sanguíneos.
2 . **O mesoderme extra-embrionário**.
As vilosidades coriónicas:

Quando a implantação começa, o trofoblasto engrossa e ramifica-se rapidamente na região de contacto com o endométrio (decídua), e envia protuberâncias para a decídua estas protuberâncias são chamadas de vilosidades coriónicas.

Tipos de vilosidades coriónicas:

1 . As vilosidades primárias :
- É formado por uma protrusão do trofoblato que é formado pelo sincício exterior e pelo citotroplasto interior.
- Está presente entre os espaços lacunares, que aparecem entre as protuberâncias das camadas do trofoblasto, e contêm sangue materno derivado do vaso sanguíneo uterino erodido, mais tarde, os espaços lacunares alargam-se e comunicam entre si e são conhecidos como espaços intervillosos.

2 . As vilosidades secundárias :
A vilosidade primária é invadida por um núcleo central da mesoderme extra-embrionária e assim é transformada numa vilosidade secundária.

3 . Os villus terciários :
- Os vasos sanguíneos desenvolvem-se dentro da mesoderme extra-embrionária das vilosidades secundárias, sendo assim transformados em vilosidades terciárias.
- Estes vasos sanguíneos estão ligados aos vasos umbilicais do feto.
- As vilosidades terciárias alargam-se e ramificam-se. Algumas delas estão ligadas à decidua basalis, e são chamadas vilosidades de ancoragem. As outras vilosidades são livres, curtas e estendem-se dos lados da vilosidade original para os espaços intervillosos, e são chamadas vilosidades absorventes.

Divisões do córion :

1 . Chorion frondsum:
- É a parte do córion aderente ao decidua basalis.
- As suas vilosidades são numerosas, alargadas e ramificadas para formar a *parte fetal da placenta.*

2 . Licença de corion :
- É a parte do córion aderente à decidua capsularis.
- É suave devido à atrofia das suas vilosidades.

PLACENTA

A placenta é desenvolvida a partir de:
1. *Parte fetal* (**chorion frondosum**): é a parte principal.
2. *Parte materna* (decidua basalis).

À medida que o feto cresce, a placenta cresce tanto em diâmetro como em espessura para se tornar madura aos 5th meses de gravidez.

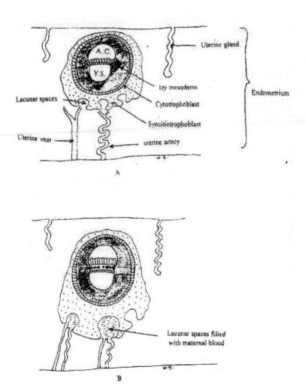

Figura (29): Diagrama mostrando a invasão do sinciotrofoblasto por vasos uterinos

Anatomia grosseira da placenta madura (termo completo):
1. É uma massa discoide com um contorno circular ou oval.
2. O seu volume médio é de 500 ml.
3. O seu peso médio é de 500 gramas.
4. O seu diâmetro médio é de 18,5 cm.
5. A sua média é de 2,5 cm no centro, e diminui rapidamente em espessura em direcção à sua periferia.
6. Tem duas superfícies:

a) **Superfície fetal** (superfície interior):
- É liso, brilhante, transparente e coberto pelo âmnio.
- O cordão umbilical geralmente fixado perto do centro, e os ramos dos vasos umbilicais irradiam sob o âmnio.

b) **Superfície materna** (superfície exterior):
- É granular, consiste em cerca de 15-30 lóbulos por uma série de ranhuras. Os lóbulos são conhecidos como cotyledon, e os sulcos correspondem às bases de septos placentários incompletos.

Estrutura microscópica da placenta:
A placenta é formada de:
Parte fetal que consiste em:

1. As vilosidades terciárias do chorion frondosum, elas ligam-se ao decidua basalis ancorando as vilosidades, e as suas braquetes encontram-se nos espaços intervillous e conhecidas como livres ou absorventes.as vilosidades terciárias contêm vasos sanguíneos umbilicais fetais.
2. Placa de corião formada pelo sincício, citotrofoblasto, mesoderme extra-embrionário contendo vasos sanguíneos umbilicais fetais e é revestida pela membrana amniótica.
3. Camada basal do trofoblasto: é aderente ao decidua basalis.
4. Espaços íntegros:
- Têm paredes exteriores e interiores.
- A parede interior é a placa do córion.
- A parede exterior é a placa basal que é formada pela camada basal do trofoblasto e da decidua basalis.
- Contêm sangue materno.

Parte materna que consiste em:
1. A decidua basalis que os vasos sanguíneos maternos (artérias em espiral).
2. Septa placentária: São processos de dedos que se projectam desde o decidua basalis até aos espaços intervillous.
- Estão incompletos e não atingem a parede interior dos espaços intervillosos.
- Dividem a placenta em lóbulos ou cotilédones que comunicam uns com os outros perto da parede interior.

o **Circulação placentária:**
- O sangue fetal não oxigenado chega à placenta pelas duas artérias umbilicais. Este sangue entrará nas vilosidades coriónicas do chorion frondosum.
- A troca de gases e metabolitos ocorre através das membranas placentárias entre o sangue fetal e o sangue materno nos espaços intervillosos.
- O sangue fetal oxigenado regressa ao feto através da veia umbilical.
- O sangue materno entra nos espaços intervillosos de cada cotilédone por um ramo terminal (espiral) da artéria uterina. Depois, circula no espaço que banha as vilosidades coriónicas e depois sai através de um afluente da veia umbilical.

Membranas placentárias (barreira placentária):
-O sangue fetal nos capilares das vilosidades coriónicas e o sangue materno que banha estas vilosidades nos espaços intervillosos não se misturam.
-O sangue fetal e materno são separados um do outro pela membrana placentária qual das seguintes camadas:
1. Endotélio vascular fetal.
2. Mesoderme extra-embrionário.
3. Cytotrophoblast.
4. Syncitiotrophoblast.
- No 4th mês, as membranas placentárias tornam-se finas e consistem em duas camadas:
1. Endotélio vascular fetal.

2. Syncitiotrophoblast.

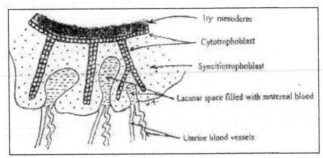

Figura (30): diagrama mostrando o desenvolvimento de vilosidades primárias

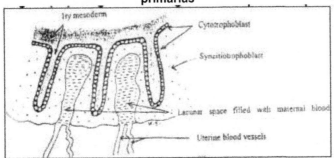

Figura (31): diagrama mostrando o desenvolvimento de vilosidades primárias

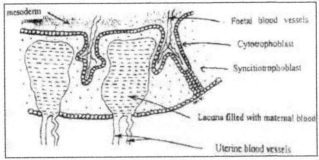

Figura (32): diagrama mostrando o desenvolvimento de vilosidades primárias

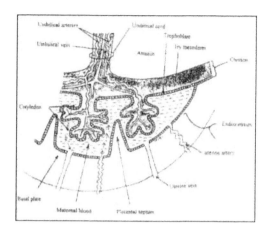

Figura (33): Diagrama mostrando a circulação do sangue materno e fetal na placenta

As membranas placentárias são uma barreira para certas substâncias, mas algumas outras substâncias atravessam-na.

A) Substâncias que não atravessam as membranas placentárias:
1. Alguns nutrientes da mãe, por exemplo, colesterol e fosfolípidos.
2. Hormonas, por exemplo, insulina.
3. Imunoglobulinas IgM, IgS.
4. Drogas, por exemplo, heparina e metildopa.
5. Bactérias.

B) Substâncias que atravessam as membranas placentárias:
I. Substâncias essenciais e valiosas:
1. Oxigénio e dióxido de carbono.
2. Nutrientes, por exemplo, glicose, ácidos gordos e vitaminas solúveis em água.
3. Água e electrólitos, por exemplo Na, K, Cl, Ca, & Ph.
4. Hormonas, hormonas esteróides.
5. Proteínas, proteínas do soro materno.
6. Células, fetos e glóbulos vermelhos maternos.
7. Imunoglobulinas.
8. Produtos residuais do feto, por exemplo, Co_2, ureia, ácido úrico e bilirrubina.

II. Substâncias nocivas :
1. Vírus, por exemplo, sarampo, poliomielite, imunodeficiência humana (SIDA).
2. Anticorpos anti-Rh.
3. Drogas, por exemplo, talidomida, cocaína, álcool, cafeína, nicotina, quimioterápicos contra o cancro, anestésicos, sedativos e analgésicos.
4. Alguns microrganismos, por exemplo, treponema palladium.

Funções da placenta:
1. **Respiração**: O feto recebe oxigénio e livra-se do dióxido de carbono através da placenta.
2. **Nutrição**: O feto recebe proteínas, hidratos de carbono e gordura do sangue materno através da placenta. Além disso, o feto obtém algum material essencial por absorção selectiva através da placenta, por exemplo, Ca, ferro, fósforo, Na & K
3. **Excreção**: O feto livra-se dos resíduos de azoto para o sangue materno através da placenta.
4. **Imunização** :
a) Os anticorpos contra algumas doenças podem passar do sangue materno para o sangue fetal através das membranas placentárias, por exemplo, difteria, sarampo e varíola.
b) A placenta impede a transmissão de algumas infecções da mãe para o feto. Contudo, algumas doenças podem chegar ao feto, por exemplo, sífilis, varíola e aglutininas RH.
5 . **Produção hormonal** : A placenta produz as seguintes hormonas:
a) **Estrogénio**:
- Estimula o crescimento do útero e da decídua.
- Estimula o desenvolvimento do peito.
- Ajuda a induzir a contracção uterina no parto.
b) **Progesterona** : Mantém a decídua em crescimento saudável.
c) **Relaxin** : Amacia os ligamentos da pélvis, o que ajuda o feto a passar através da pélvis óssea durante o parto.
d) **Gonadotrofinas coriónicas, tirotrofina coriónica, adreno-corticotrofina coriónica.**
e) **Placental lactogen e prolactin.**
6 . **Metabolismo:** A placenta sintetiza e metaboliza certas substâncias que são utilizadas como nutrientes para o feto, por exemplo, glicogénio, colesterol e ácidos gordos.

Anomalias da placenta:
- A distribuição anormal das vilosidades coriónicas resulta na seguinte anomalia:
1. Membranas placentárias ou placenta difusa que ocupa mais de 1/3 da superfície interna do útero.
2. A placenta sucumbe com uma peça acessória da placenta encontra-se a alguma distância da placenta original.
3. Placenta bilobada: está presente em algumas gémeas gémeas.
4. Placenta trilobada: está presente também em alguma gravidez gémea.
- Fixação anómala do cordão umbilical à placenta.
1. Inserção de velamento do cordão que é ligado à membrana amniótica longe da placenta. Os vasos umbilicais passam primeiro nas membranas para chegar à placenta.
2. Placenta de Battledore: o cordão umbilical está ligado à parte periférica da placenta.
3. Fixação excêntrica do cordão à placenta.
- Posição anómala da placenta:

Placenta previa: Fixação anormal da placenta à parede uterina perto do os interno do colo do útero (ver locais anormais de implantação).

Separação da placenta:
- Após o parto do feto, a placenta fica separada da parede uterina.
- O processo de separação requer a ruptura de muitos vasos uterinos, o que causa hemorragia pós-parto, mas as suas extremidades rasgadas são fechadas pela forte contracção da parede muscular do útero quando a placenta é expelida, uma fina camada de estrato esponjoso é deixada como revestimento para o útero, que se degenera rapidamente e um novo revestimento epitelial para o útero é regenerado a partir do restante estrato basal.

DERIVADOS DAS CAMADAS GERMINATIVAS
As três camadas germinativas: ectoderme, mesoderme e endoderme dão origem aos diferentes tecidos do embrião.

Derivados do ectoderme:
1. A epiderme da pele e as suas glândulas.
2. A parte anterior da cavidade bucal, glândulas salivares, gengivas, esmalte dos dentes, epitélio do 2/3 anterior da língua e lóbulo anterior da hipófise.
3. Epitélio da cavidade nasal e dos seios nasais paranasais.
4. Conjuntiva, camada exterior da lente da córnea, músculos da íris, glândula lacrimal e ducto nasolacrimal.
5. O meato auditivo externo e a camada externa da membrana timpânica.
6. Parte inferior do canal anal e parte terminal da uretra.
7. Tubo neural que dá origem a.
a) O cérebro e a medula espinal.
b) Retina e lobo posterior da glândula pituitária.
8. Crista neural que dá origem a..:
a) Nervos cranianos.
b) Gânglios sensoriais.
c) Medula adrenal e tecido cromafínico.
d) Pia e aracnóide matam.

Derivados da mesoderme:
1. Ossos e cartilagem.
2. Músculos.
3. Derme da pele.
4. Sangue, vasos e células linfáticas, baço.
5. Dentes, excepto esmalte.
   6. Dura mater.
7 . Sistema urogenital excepto a maioria da uretra da bexiga e próstata.
8 . Córtex da glândula adrenal.
9 . Tecido conjuntivo e membranas serosas (pericárdio pleura e peritoneu).

Derivados do endoderme:

1. Dá o revestimento epitelial de:
a) Canal alimentar, excepto a parte anterior da cavidade bucal e a parte inferior do canal anal.

b) Tracto respiratório incluindo alvéolos.
c) Cavidade timpânica, tubo faringo-timpânico e camada interna da membrana timpânica.
d) Bexiga urinária e parte adjacente da uretra.
2. Dá o epitélio das glândulas tiróide, paratiróide e timo.
3. Tecido glandular da próstata.
4. As amígdalas, a tiróide, a paratiróide e as glândulas timo.

Diferentes Períodos de Crescimento do Embrião A vida intra-uterina do embrião é o período entre o momento da fertilização e o nascimento, é de cerca de 38 semanas, e está dividida em
Período germinal (por-embrião ou presomite) (2-3 semanas):
• Começa desde a época da fertilização e termina com a implantação do blastocisto.
• Durante este período, as camadas germinativas (ectoderme e endoderme) são formadas, e as membranas fetais são desenvolvidas.
Período embrionário (3rd semana - 3rd mês):
• Durante este período, a mesoderme é formada, e há um rápido crescimento e diferenciação dos principais órgãos e sistemas, e o embrião adquire a sua forma externa.
Período fetal (desde o 3rd mês até ao fim da gravidez):
• Há um crescimento relativo dos vários segmentos e partes do corpo que resulta em mudanças lentas na forma externa do feto.

Malformações congénitas (Teratogénese)
Causas:
Malformações genéticas:

A célula somática humana normal contém 46 cromossomas, eles são 44 autossomas e 2 cromossomas sexuais, no masculino são 44XY e no feminino são 44XY.
Se for adicionado um cromossoma extra, as células somáticas conterão 47 cromossomas e é conhecido como *trissomia* do número cromossómico, por exemplo.
1. **Síndrome de Down (Mongolismo), (47 cromossomas):** O cromossoma extra é adicionado ao cromossoma número 27 (alterações autossómicas).
2. **Síndrome de Klinefelter (47 cromossomas):**
• Há cromossomas extra-sax(X), e a criança tem (44, XXY) cromossomas.
• Afecta os rapazes que têm atrofia testicular e personagens feminizantes.
Se um cromossoma estiver ausente, as células somáticas conterão 45 cromossomas e é conhecido como *monogamia, por exemplo.*
I. Síndrome de Turner (45 cromossomas): Existe um cromossoma sexual ausente, e a criança tem (44, X-) cromossomas.
II. Exposição da mãe grávida à **radiação,** por exemplo, raios X.
III. Exposição da mãe grávida a **agentes químicos**, por exemplo, drogas corno a talidomida e algumas hormonas.
IV. Exposição da mãe grávida a **agentes infecciosos como,** por exemplo, o

vírus alemão do sarampo.
V. **Doenças maternas como a** diabetes mellitus e a fenilcetonúria.
VI. **Deficiências nutricionais tais como a** deficiência de iodo que leva ao cretinismo.
VII. **Causa desconhecida** em cerca de 50% de todas as anomalias congénitas,

PARTE 2
EMBRIOLOGIA ESPECIAL

DESENVOLVIMENTO DA CABEÇA E DO PESCOÇO

A base do desenvolvimento da cabeça e do pescoço centra-se no aparelho faríngeo (ramal). São chamados faríngeos porque se encontram do lado da faringe primitiva, e o nome braquial está relacionado com o sistema de brânquias dos vertebrados inferiores (peixes).
Os componentes de cada aparelho faríngeo são:
1. O arco faríngeo.
2. A bolsa faríngea.
3. A fenda faríngea.
4. A membrana faríngea.

• Os arcos faríngeos faríngeos aparecem como resultado da proliferação da mesoderme entre o ectoderme e o endoderme de cada lado da faringe primitiva.
• Existem 6 arcos faríngeos; aparecem um a um, e cranio-caudalmente. O arco 5th é rudimentar.
• As elevações dos arcos faríngeos são separadas por sulcos, onde o endoderme faríngeo entra em contacto com o ectoderme de superfície para formar a *membrana faríngea*.
• Do lado endodérmico, os sulcos são conhecidos como as *bolsas faríngeas*, e do lado ectodérmico os sulcos são chamados *as fendas faríngeas*.
• Cada um dos quatro componentes do aparelho faríngeo, o arco, a bolsa, a fenda e a membrana dão origem a derivados embriológicos específicos envolvidos no desenvolvimento do pescoço da cabeça.

Arcos Faríngeos
Cada arco é composto por:
1. **Uma cobertura ectodérmica exterior**: A cobertura ectodérmica dos arcos faríngeos em conjunto dá origem à *pele da parte inferior da face e pescoço*.
2. **Um núcleo mesodérmico**: dá origem a um *elemento cartilaginoso*, grupo de músculos e contém um nervo e uma artéria.
3. **Um revestimento interior endodérmico**.

Nomes dos arcos faríngeos:
• O primeiro arco faríngeo é chamado **arco mandibular**, é o arco mais proeminente. Divide-se externamente em dois processos, um pequeno processo maxilar e um longo processo mandibular.
• O segundo arco faríngeo é chamado *arco hióide*.
• Os outros arcos faríngeos são conhecidos pelos seus números correspondentes.

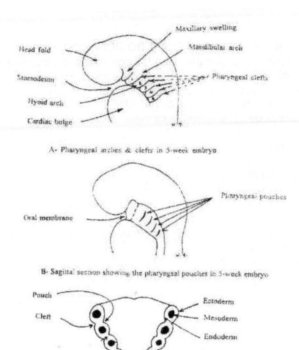

Figura (34): Diagrama mostrando os arcos faríngeos

Nervos dos arcos faríngeos:
- Cada um dos arcos está associado a um nervo craniano específico que cresce de forma inferior desde o cérebro até ao seu arco e fornece os vestígios interiores a todos os futuros derivados desse arco.
- O nervo de cada arco transporta fibras motoras para os músculos derivados do arco, e fibras sensoriais para a pele e membrana mucosa do arco.

Artérias dos arcos faríngeos:
- Existem cinco pares de artérias, que surgem do saco aórtico (5th, o arco é rudimentar).
- O saco aórtico é uma expansão no final do truncus arteriosus.
- As artérias do arco faríngeo são predominantes nos arcos faríngeos inferiores.

Componentes cartilaginosas e esqueléticas dos arcos faríngeos:
- São desenvolvidos a partir do núcleo mesodérmico de cada um e das células da crista neural que migram do meio do cérebro e do cérebro traseiro para os arcos.

Músculos dos arcos faríngeos:
- São desenvolvidos a partir do núcleo mesodérmico

Pouches Pharyngeal
o **Primeira bolsa**

É prolongado lateralmente para formar o recesso tubo-timpânico, que se desenvolverá:
   a) Tubo faringo-tipânica (tubo auditivo)
   b) Cavidade do ouvido médio (cavidade timpânica).
o **Segunda bolsa** : Forma a *amígdala palatina*.
o **Terceira bolsa**: forma a *glândula timo* e a *glândula paratiróide inferior*.
o **Quarta bolsa** : Forma a *glândula paratiróide superior*.
Implante na parede dorsal da glândula tiróide, então, diferenciam-se nas células produtoras de calcitonina (células para- foliculares)

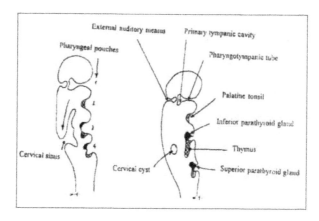

Figura (35): Diagrama mostrando os derivados das bolsas e fendas faríngeas

Fendas faríngeas

o A primeira fenda faríngea dá origem ao meato auditivo externo.
o Os 2nd, 3rd, e 4th. As fendas formam o chão de uma depressão chamada seio cervical.
o O seio é obliterado pela fusão das suas paredes e o ectoderma do 2nd arco faríngeo pelo seu sobrecrescimento inferior.
o O seio cervical pode dar origem a anomalias congénitas, como se segue:
1. Cisto faríngeo, deve-se ao fracasso da obliteração de uma parte do seio cervical.
2. Fístula faríngea devido à persistência do seio cervical, que se pode abrir:

a) Externamente, perto da fronteira anterior do esterno- mastoide.
b) Internamente na faringe, perto da amígdala.

Membranas faríngeas
A membrana timpânica:

- É formado por um forro exterior ectodérmico da fenda 1st e por um forro interior endodérmico da bolsa $1.^{st}$
- As outras membranas faríngeas não formam estruturas definidas.

Desenvolvimento do Tonsil Palatino
- O endoderme da bolsa 2nd cresce sob a forma de botões sólidos. As suas células centrais degeneram-se para formar *criptas tonsilares*.
- O tecido linfóide da mesoderme circundante acumula-se à volta das criptas tonsilares.

Desenvolvimento da Glândula do Timo
- É desenvolvido como dois lóbulos, um de cada lado, crescem para baixo até ao tórax, e são formados por *massas celulares sólidas* que estão unidas por tecido conjuntivo mas não fundidas. São invadidos pela mesoderme vascular e tornam-se parcialmente lobulados.
- Ao nascer, é grande e o seu peso aumenta nos dois primeiros anos de vida. Fornece ao corpo linfócitos T, o que é importante para a imunidade.
- Após a puberdade, degenera gradualmente mas ainda segregando as suas hormonas, por exemplo, a hormona timosina.

Anomalias congénitas:
1. Pode ser dividido em duas porções separadas.
2. Pequenos nódulos de tecido tímico podem apresentar-se perto do pólo superior da glândula tiróide no pescoço.

Desenvolvimento das glândulas paratiróides
- As *glândulas paratiróides superiores* são desenvolvidas a partir do endoderme do 4th. bolsa Pharyngeal.
- O *inferior da glândula paratiróide* é desenvolvido a partir do endoderme da bolsa faríngea 3rd. Depois, descem a um nível inferior ao do paratiróide superior devido à sua ligação com o timo descendente.
- As glândulas paratiróides encontram-se por detrás da glândula tiróide.
- Mais tarde, o paratiróide inferior perde a sua ligação com o timo.

Anomalias congénitas:
- As glândulas paratiróides estão presentes no tórax devido à sua separação tardia do timo.

DESENVOLVIMENTO DO ROSTO

- A parte superior da dobra da cabeça alarga-se para formar o *processo frontonasal* na 4th semana.
- Os 1st. arcos faríngeos situam-se inferolateralmente ao processo frontonasal. Cada arco dá origem a dois processos:
1. Processo Maxilar acima.
2. Processo mandibular abaixo.

a) O processo frontonasal e os dois processos de cada 1st. arco faríngeo rodeiam a futura boca (stomedium).
b) O lábio superior é formado pelos processos maxilares em ambos os lados e pelo segmento intermaxilar (premaxilla) do processo frontonasal no meio (philtrum).

- O lábio inferior é formado pela fusão dos dois processos mandibulares.
- As bochechas são formadas pela fusão das partes laterais dos processos maxilares e mandibulares.
- Os músculos do rosto são desenvolvidos a partir da mesoderme do 2nd arco faríngeo.

Anomalias do rosto:
1. **Macrostomus**: boca grande devido à fusão incompleta dos processos maxilar e mandibular.
2. **Macrostomus**: boca pequena devido à fusão excessiva dos processos maxilar e mandibular.
3. **Harelip**: é devido ao fracasso da fusão entre os processos nasais maxilar e lateral. Pode ser unilateral ou bilateral. Pode envolver apenas o lábio ou estender-se até à margem alveolar.
4. **Harelip mediano**: é devido ao fracasso da fusão dos dois processos maxilares e é raro.
5. **Fenda facial oblíqua**: deve-se ao fracasso da fusão do processo maxilar com a margem lateral do processo frontonasal.
6. **Agnathia**: ausência de mandíbula inferior.
7. **Micrognatia**: pequeno maxilar inferior.
8. **Quistos dermoides**: estão presentes segundo as linhas de fusão dos diferentes processos do rosto.

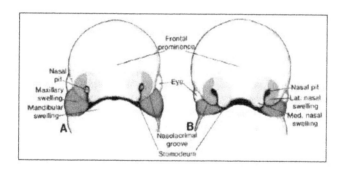

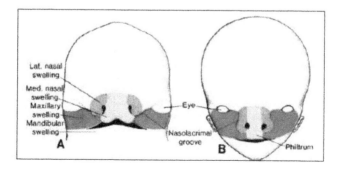

Figura (36): Diagramas que mostram o desenvolvimento do rosto e do nariz em diferentes semanas

Desenvolvimento do Nariz

- Dois espessamentos ectodérmicos simétricos (placodes) aparecem em ambos os lados do processo frontonasal e são chamados *placodes nasais*.
- Os placódios nasais tornam-se relativamente mais espessos em torno da sua periferia e afinam-se no meio, onde o ectoderma se decompõe para formar o *fosso nasal*.
- O espessamento periférico do placódio nasal resulta na formação das preeminências nasais mediais e laterais.
- As duas saliências nasais mediais fundem-se para formar o nariz externo. As proeminências mediais fundidas crescem para baixo para formar o processo pré-maxilar.
- O processo nasal lateral de cada lado funde-se com o processo maxilar, e mais tarde o local de fusão forma o ducto nasolacrimal.
- As fossas nasais tornam-se mais profundas e formam as cavidades nasais primitivas, que são separadas da cavidade bucal pelo palato primitivo.
- As cavidades nasais primitivas estendem-se posteriormente para além do palato primitivo e tornam-se contínuas com o céu da boca (estômago).
- As cavidades nasais primitivas são aumentadas e separadas por um fino septo nasal primitivo que se estende da parte profunda do processo frontonasal.
- À medida que a cabeça cresce em tamanho, as cavidades nasais aprofundam-se, estendem-se para trás e tornam-se separadas por um amplo septo nasal que se torna contínuo anteriormente com o primitivo septo nasal.
- Depois, desenvolvem-se elevações na parede lateral das cavidades nasais para formar as <u>conchas nasais</u>, que são conchas superiores, médias e inferiores.
- <u>Os seios paranasais do ar</u> desenvolvem-se no final da vida fetal e no início da vida pós-natal (após o nascimento) como divertícula da parede lateral das cavidades nasais dando maxilares, esfenoidais e etmoidais
seios nasais de ar. O seio de ar frontal aparece após o nascimento e com a idade de dois anos.
- Os seios paranasais do ar crescem lentamente durante a infância, e depois o crescimento rápido ocorre na puberdade.

Anomalias congénitas do nariz:
1. Estenose da abertura nasal anterior (narina)
2. Membrana bucconasal persistente.
3. Desvio do septo nasal.
4. Nariz tubular sem aberturas nasais.
5. Nariz duplo.

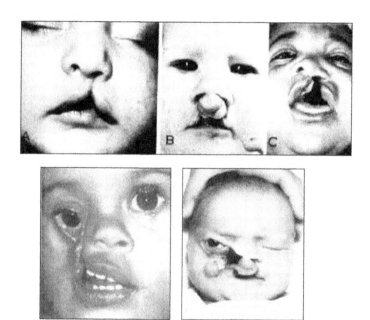

Figura (37): anomalias congénitas do rosto e da boca

Desenvolvimento da Boca

- É desenvolvido a partir do estômago (boca primitiva) e da parte cefálica do antepassado (faringe primitiva). **Stomodaeum (boca primitiva):**
- A depressão ectodérmica surge devido ao alargamento da prega da cabeça e situa-se entre o processo frontonasal e os dois processos do arco faríngeo de 1.st
- A membrana oral encontra-se no fundo do estômago, separando-o da faringe primitiva.
- Depois, a membrana oral decompõe-se e o estômago torna-se contínuo com o antebraço (faringe primitiva) que forma a parte posterior da cavidade bucal.
- O lábio superior é formado a partir do processo maxilar lateralmente e a parte inferior do processo frontonasal medialmente.
- O lábio inferior é formado a partir da borda livre do processo mandibular.
- As bochechas são formadas como resultado da fusão entre o processo maxilar e mandibular.
- O ectoderme do estômago dá o epitélio dos lábios, o esmalte gengival dos dentes e as bochechas.
- Os músculos dos lábios e bochechas desenvolveram-se a partir da migração da mesoderme do 2nd. arco faríngeo (arco hióide), pelo que são fornecidos pelo nervo facial.
- O desenvolvimento do paladar separa a cavidade bucal da cavidade nasal.

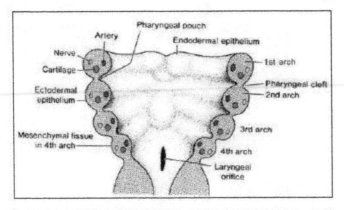

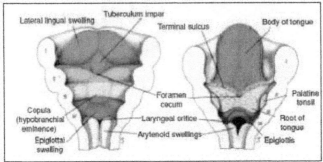

Figura (38): Diagramas que mostram o desenvolvimento da língua e da epiglote

Desenvolvimento da língua
A membrana mucosa da língua desenvolve-se a partir do endoderme dos arcos faríngeos, enquanto os músculos da língua se desenvolvem a partir de cerca de três miotomos occipitais.

Membrana mucosa:
A. Anterior 2/3:
• É desenvolvido a partir de três inchaços no 1st. bolsa faríngea (arco mandibular), o tuberculum impar no meio e dois inchaços linguísticos em ambos os lados.

• Os dois inchaços linguais aumentam de tamanho e fundem-se e fundem-se com o tubérculo impar para formar a membrana mucosa dos 2/3 anteriores da língua.
B. Posterior 1/3:
• É desenvolvido a partir da metade superior (craniana) da eminência hipobrônquica, que é uma linha média de crescimento excessivo da

endoderme dos 2nd, 3rd e 4th arcos.
• A eminência hipobronquial expande-se principalmente pelo crescimento do endoderme do arco 3rd em forma de V, e funde-se com a membrana mucosa do 2/3 anterior da língua de forma em V. São demarcadas uma da outra por um fosso chamado foramen ceacum.
• A metade inferior (caudal) da eminência hipobronquial que surge principalmente da bolsa 4th forma apenas uma pequena região na parte mais posterior da língua e da epiglote.

Músculos da língua :
• São derivados de cerca de três miotomos occipitais, que migram para entrar no saco da membrana mucosa da língua. Eles arrastam consigo o seu nervo motor, o nervo hipoglossal. O curso do nervo hipoglossal indica o caminho da migração.
• O epitélio da membrana mucosa da língua no início é simples cuboidal, mais tarde prolifera e torna-se epitélio escamoso estratificado.
• As elevações da mucosa dos 2/3 anteriores formam as papilas linguísticas.
• A tonsila lingual é formada pela infiltração da língua por linfócitos.

Correlação entre as valvas interiores da língua e o seu desenvolvimento:
• As inervação da língua são complexas, pois a língua desenvolve-se a partir de quatro arcos faríngeos faríngeos.
• A membrana mucosa do 2/3 anterior da língua é desenvolvida a partir do 1st. arco e é fornecida por :
Ramo *nervoso linguístico* do nervo mandibular, que é o fornecimento nervoso da faringe do arco 1 .st
• A membrana mucosa do 1/3 posterior da língua é desenvolvida a partir do arco 3rd e é fornecida apenas por:
O nervo glosofaríngeo do arco 3 .rd
• A membrana mucosa da parte mais posterior da língua e epiglote é desenvolvida a partir do arco 4th e é fornecida por:
O ramo superior do nervo laríngeo do nervo vago do arco 4 .th
• Os músculos da língua são desenvolvidos a partir dos miótomos occipitais e são fornecidos pelo *nervo hipoglossal.*

Anomalias congénitas da língua:
1. **Aglossia:** ausência de língua.
2. **Microglossia:** língua pequena.
3. **Microglossia:** língua grande anormal.
4. **Língua bífida:** divisão da parte superior da língua.
5. **Gravata de língua:** A língua é fixada à inundação da boca devido ao frenulum curto.

Desenvolvimento das Glândulas Salivares

A glândula parótida:
• Aparece inicialmente como um *crescimento ectodérmico sólido* que se

estende do ângulo da boca entre os processos mandibular e maxilar.
• Este sólido crescimento é mais tarde transformado num tubo que se estende para trás em direcção ao ramo da mandíbula e abaixo da aurícula.
• A parte distal do crescimento ramifica-se em vários botões, que formam o ácini da glândula que envolve o nervo facial e os seus ramos.
• A parte proximal do tubo forma a conduta parotídea, que recua do ângulo da boca para abrir no vestíbulo da boca em frente à parte superior 2nd. Dente molar.

A glândula salivar submandibular:
• Uma invaginação aparece no endoderme do chão da cavidade bucal na ranhura alveolo-lingual (entre a língua e a gengiva). Esta invaginação está presente em ambos os lados da língua.
• Depois, a invaginação é convertida num tubo que se estende para trás e para baixo para se deitar abaixo da mandíbula, onde se ramifica em vários gomos que a partir do ácini da glândula.
• O resto do tubo forma a conduta submandibuiar, que se abre primeiro no lado da língua, mas mais tarde a conduta estende-se para a frente e abre em ambos os lados do frenulado da língua.

A glândula salivar sublingual:
• Aparece tarde como pequenos rebentos endodérmicos na região da região do sulco alveolo-lingual no chão da cavidade bucal.
• Estes gomos abrem-se por várias condutas no chão da boca e tornam-se fechados numa bainha comum.

Desenvolvimento da glândula pituitária (_Hipófise Cerebrei)

A glândula pituitária é formada por dois lóbulos, o anterior e o posterior.
• O lobo anterior é desenvolvido a partir do ectoderma do telhado do estômago (bolsa de Rathke).
• O lóbulo posterior é desenvolvido a partir do chão do diencéfalo, que é uma parte do forebrain (processo infundibular).

O lóbulo anterior:
• Um diverticulum aparece do telhado do estômago mesmo em frente da extremidade superior da membrana oral, chamado bolsa de Ratke.
• A parte superior da bolsa de Ratke alonga-se para cima e expande-se perto do cérebro frontal.
• A sua parede anterior é espessada para formar os pars distalis.
• A sua parede posterior permanece fina e forma os pars intermedia.
• O seu lúmen torna-se obliterado.
• A extremidade inferior do pars distal é convertida num sólido cordão de células, que desaparece, e a extremidade superior perde a ligação com o tecto do estômago.

O lóbulo posterior:
• Um diverticulum desce do chão do diencéfalo, desce para trás (caudal) até à bolsa de Ratke.
• As células da parte inferior do divertículo proliferam e formam o pars nervosa (lobo posterior da glândula pituitária). A parte superior do divertículo permanece fina e forma o infundibulm.

- O lóbulo posterior funde-se com a parede posterior da bolsa de Ratke para formar a pars intermedia.

Anomalias congénitas:
- Lóbulo anterior ectópico.
- Por vezes está presente ao longo do curso da bolsa de Ratke.
-

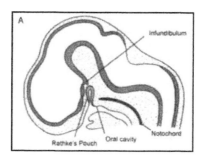

Figura (39): Diagrama mostra a dupla origem da glândula tiróide da bolsa de Rathke

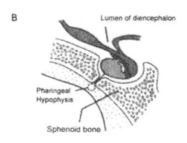

Figura (40): Forma-se a glândula tiróide e persiste uma fenda entre pars intermedia e pars anterior

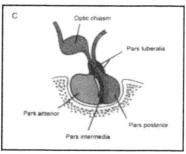

Figura (41): Diagrama mostrando a glândula pitutária adquire um configuração 'adulta'.

Desenvolvimento do Paladar
- O paladar é formado por duas partes.
1. O palato primário (palato primitivo).
2. O paladar secundário.

O paladar primário:
- É uma parte do processo frontonasal (processo intermaxilar e philtrum) que cresce internamente para formar o paladar primário.
- Fica entre a cavidade oral e a cavidade nasal primitiva.

O paladar secundário:
- Mais tarde (durante a semana 8th), as paredes mediais do processo maxilar produzem um par de extensões mediais chamadas prateleiras palatinas (processos),que crescem e se fundem umas com as outras e com o palato primário para formar o palato secundário.
- Ao mesmo tempo, o septo nasal desce do processo frontonasal e funde-se com a superfície superior do palato.
- Estas alterações resultam na separação da cavidade bucal do par superior das cavidades nasais.
- A parte anterior do palato é ossificada para formar o palato ósseo duro, enquanto a parte posterior do palato permanece carnosa e forma o palato mole.

Anomalias congénitas do paladar:
Fenda palatina: deve-se ao fracasso dos processos de fusão dos processos palatinos em conjunto e com o septo nasal.

Tipos de palato fendido:
1. **Palato fendido completo** : pode por:
a) Unilateral, há falha de fusão do processo de palatino maxilar e do palato primário.
b) Bilateral, os dois processos de palatino maxilar falham com o palato primário.
2. **Palato fendido isolado**: envolve o palato duro.
3. **Fenda palatina:** associada a lábio leporino duplo ou único.
4. **Palato mole bífido** (ou úvula bífida): as partes mais posteriores dos dois processos palatinos não se fundem.

Desenvolvimento da Glândula da Tiróide
- A glândula tiróide aparece na 4th semana como uma pequena massa de endoderme a proliferar entre as 1st e 2nd bolsas faríngeas no forame ceco na língua em desenvolvimento.
- Esta proliferação é evaginada para formar um divertículo médio da tiróide bilobada, que desce pelo pescoço em frente às cartilagens hioides e tiróides.
- A extremidade distal desta proliferação bilobada é aumentada para formar a glândula tiróide (istmo e dois lóbulos), enquanto que a sua extremidade proximal forma o ducto tiroglossal.
- O ducto tiroglossal decompõe-se no final da 5th. Semana, pode por fibrose e dar à glândula tiróide levadora tiroidea e a glândula tiróide isolada continua a descer para a sua posição final apenas inferior à cartilagem cricóide pela 7th. Semana.

- A glândula tiróide começa a funcionar no 10th. Para 12th. Semana.

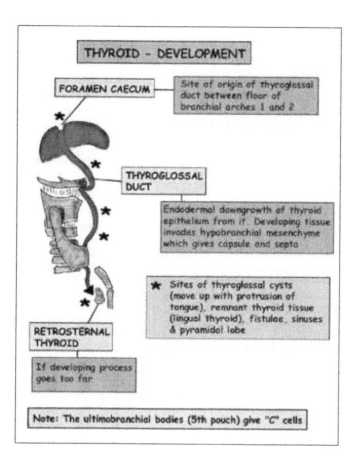

Figura (42): Diagrama mostrando o desenvolvimento da glândula tiróide

Anomalias congénitas:
1. Agenesia da tiróide, ausência congénita da glândula que conduz ao cretinismo.
2. Tiróide linguística, a glândula não desce e encontra-se na substância da língua.

3. Cisto tiroglossal, devido à presença de parte não iluminada da conduta do tiroglossal.
4. A fístula tiroglossal é uma ligação do cisto tiroglossal à pele.

5. Tiróide acessória encontrada no fundo do músculo esternomastóide, ou perto do osso hióide ou no tórax (retroesternal).

DESENVOLVIMENTO DO SISTEMA RESPIRATÓRIO
- Um divertículo endodérmico é desenvolvido na parede ventral da faringe chamado tubo laríngo-traqueal.
- O tubo laríngo-traqueal cresce de forma inferior, e é separado da faringe pela fusão dos seus bordos, que formam o septo traqueo-esofágico, este septo deixa uma comunicação superior entre a extremidade superior do tubo laríngo-traqueal e a faringe chamada aditus primitivo à laringe.

Desenvolvimento da laringe:
- O seu epitélio é desenvolvido a partir da parte superior do tubo laringotraqueal.
- As cartilagens da laringe são desenvolvidas a partir da mesoderme do 4th. E 6th arcos faríngeos faríngeos. A epiglote é desenvolvida a partir da parte inferior da eminência hipobrônquica (4th. arco faríngeo).
- Os músculos intrínsecos da laringe são desenvolvidos a partir da mesoderme do arco $6.^{th}$

Desenvolvimento da traqueia:
É desenvolvido a partir da parte proximal do tubo laringo-traqueal.

Desenvolvimento do pulmão:
- A parte distal do tubo laringo-traqueal desenvolve-se em botão pulmonar.
- À medida que o desenvolvimento pulmonar prossegue, a traqueia ramifica-se em brônquios primários direito e esquerdo. Estes brônquios sofrem divisões contínuas à medida que crescem na mesoderme esplâncnica circundante, dando bronquíolos terminais.
- Os bronquíolos terminais dão origem a condutas alveolares, que dão origem a sacos alveolares (alvéolos). O epitélio primitivo dos sacos alveolares é um epitélio colunar que se transforma em epitélio escamoso.
- A mesoderme esplâncnica circundante forma o estroma e os vasos sanguíneos do pulmão.
- A pleura é desenvolvida a partir de uma parte do coelom intra-embrionário.

Anomalias congénitas:

1. Fístula traqueo-esofágica:
- É devido à separação incompleta do tubo laríngo-traqueal e da faringe.
- Está normalmente associado à atresia esofágica (encerramento).

2. Agenesia pulmonar:
- Ausência congénita de um pulmão, por vezes há ausência congénita de um lóbulo.

3. Lóbulo acessório ou segmento bronco-pulmonar acessório.

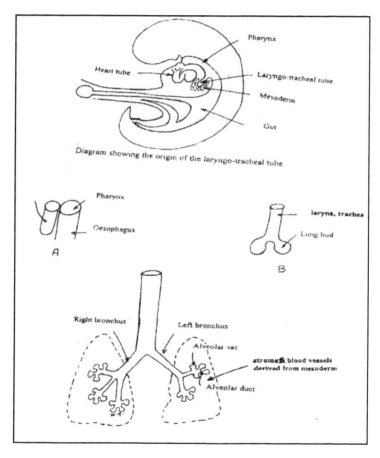

Figura (43): diagrama mostrando o desenvolvimento do sistema respiratório

DESENVOLVIMENTO DO SISTEMA GASTROINTESTINAL

Depois de dobrado, o tubo intestinal é constituído por:

1. Uma extremidade cega craniana, antebraço.
2. Uma extremidade cega caudal, hindgut.
3. Uma parte central do intestino, que se abre ventralmente para o saco vitelino por um fino canal vitelino.

- Cranialmente, o antebraço termina na membrana oral (bucofaríngea).
- Caudalmente, o hindgut termina na membrana cloacal.
- Os limites do antebraço, do meio do intestino e do hindgut correspondem aos ramos das três artérias aórticas únicas; tronco celíaco, superior

Derivados do intestino

Parte	Artéria	Derivados
Foregut	Tronco celíaco	• Parte posterior da cavidade bucal. • Pharynx, oesophaus, estômago. • Primeira parte do duodeno e metade superior da segunda parte do duodeno até à abertura do duodeno biliar.
Midgut	Artéria mesenteri c superior	• Metade inferior de 2nd parte do duodeno, 3rd & 4th partes do duodeno. • Jejunum e ileum. • Ceco e apêndice. • Cólon ascendente e cólon direito 2/3 de cólon transversal.
Hindgut	Artéria mesenteri c inferior	• Esquerda 1/3 de cólon transversal, cólon descendente e sigmóide. • Rectum. • Parte superior do canal anal.

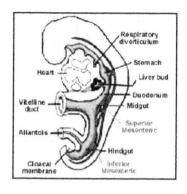

(A)

(B)

Figura (44): Diagrama mostrando a diferenciação precoce do intestino (A) & (B)

Desenvolvimento da Pharynx
Forma-se a partir da extremidade cefálica do antebraço (faringe primitiva), após as bolsas faríngeas e o desenvolvimento da língua.

Desenvolvimento do Esophagus
- A parte do foregut caudal até à faringe (desde a ranhura laringotraqueal até ao estômago) permanece tubular e forma o esófago.
- No início, é um tubo curto que se prolonga com o crescimento do pescoço e do tórax.
- No início, o esófago é forrado com colunar que gradualmente muda para epitélio escamoso estratificado.
- No início, as fibras musculares não estriadas desenvolvem-se nos 1/3 inferiores, depois, as fibras musculares estriadas desenvolvem-se nos 2/3

superiores.
• A parte torácica do esófago não tem um mesentério definido.
Anomalias congénitas:
1. Atresia esofágica: o lúmen esofágico é obliterado devido ao fracasso da sua recanalização.
2. Atresia esofágica: estreitamento local do esófago devido a uma recanalização incompleta da sua luz.
3. Fístula traqueo-esofágica: comunicação anormal entre o esófago e a traqueia, é normalmente acompanhada por atresia esofágica.
4. Esófago curto anormal ou **esofágico longo** na anomalia anterior, o estômago encontra-se no tórax.

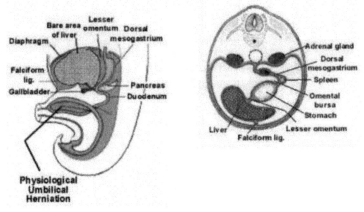

Figura (45): Diagrama mostrando as fases de desenvolvimento do estômago

Desenvolvimento do Estômago
• O desenvolvimento do estômago começa a partir do 4th. Semana que se desenvolve a partir da parte distal do antebraço, que se expande para uma estrutura fusiforme, que se expande para as bordas ventral e dorsal que dão ligação ao mesogástrio ventral e dorsal respectivamente.
• A borda dorsal do estômago cresce mais rapidamente do que a borda ventral resultando na formação da maior curvatura do estômago (borda dorsal) e da menor curvatura do estômago (borda ventral).
• A contínua expansão da parte superior da maior curvatura resulta na formação de fundus.

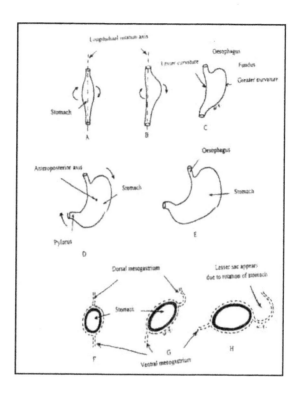

Figura (46): Diagrama mostrando as fases de desenvolvimento do estômago.

Rotação do estômago:
- O estômago em desenvolvimento sofre uma rotação de 90 graus em torno do seu eixo longitudinal de modo a que.

1. A maior curvatura situa-se à esquerda e a menor curvatura situa-se à direita.
2. A superfície direita torna-se posterior e a superfície esquerda torna-se anterior.
3. O nervo vago direito torna-se o nervo gástrico posterior e o vago esquerdo torna-se o nervo gástrico anterior.
4. O mesogástrio dorsal que está ligado à borda dorsal forma o maior omento, ligamento gastro-frénico, ligamento gastro-esplénico e ligamento lio-renal.
5. O mesogástrio ventral que está ligado à fronteira ventral forma o omentum inferior.

- Uma maior rotação do estômago ocorre em torno de um eixo ventro-dorsal, de modo a que a maior curvatura se situe caudalmente e a menor curvatura se situe cranialmente.
- A rotação do estômago cria o saco menor da cavidade peritoneal.
- O estômago é fornecido pelo tronco celíaco, a artéria do antebraço.

Anomalias congénitas:
1. **Estenose pilórica congénita**, devido ao espessamento anormal do esfíncter pilórico.
2. **Estômago de vidro de uma hora**, uma constrição média do estômago divide-o em duas partes.
3. **Estômago torácico**, o estômago encontra-se no tórax devido a um esófago curto anormal.
4. **Transposição do estômago**, para o lado direito do abdómen.

Desenvolvimento do Duodeno
O duodeno é desenvolvido a partir de duas partes.

1. A parte mais distal do primeiro plano.
2. A parte mais proximal do meio do intestino.

- As duas partes formam um laço chamado loop duodenal, que é ligado à parede abdominal posterior por mesentério dorsal chamado mesoduodenum, que desaparece mais tarde, e o duodeno é aplicado à parede abdominal posterior (retroperitoneal). Apenas, a parte de 1st polegadas do 1st. que mantém a sua cobertura peritoneal.
- O fornecimento lateral do duodeno é uma prova do seu desenvolvimento.

A parte superior do duodeno que se desenvolve a partir do primeiro é fornecida por ramos do tronco celíaco, enquanto que a parte originária do meio é fornecida por ramos da artéria mesentérica superior.
A junção entre o primeiro e o meio do intestino no adulto é apenas distal à abertura do canal biliar.

- O laço duodenal gira 90 graus em torno do eixo crânio-caudal (longitudinal) do lado direito.

Resultados da rotação do duodeno :
1. É aplicado na parede abdominal posterior.
2. Torna-se em forma de C e é diferenciada em 4 partes.

Anomalias congénitas :
1. Estenose do duodeno.
2. Atresia do duodeno, devido à obliteração do seu lúmen.
3. Retenção do seu mesentério.

Midgut e Desenvolvimento do Intestino
- No início, o meio do intestino forma um laço em forma de Au- chamado laço intestinal, que é suspenso à parede abdominal posterior pelo mesentério dorsal

O laço intestinal tem um membro craniano e um membro caudal. A conduta vitelina está situada no seu ápice.
Expansão rápida do meio do intestino durante o 2nd . O mês preenche o abdómen formando hérnia fisiológica no cordão umbilical.

Rotação do laço intestinal :
- Dentro do saco herniário, o laço intestinal gira 80 graus no sentido anti-

horário, pelo que os membros cranianos e caudais mudaram de posição.
• Além disso, uma rotação de 90 graus no sentido anti-horário leva o membro craniano para o lado esquerdo e o membro caudal para o lado direito.
• Esta rotação ocorre em torno de um eixo formado pela artéria mesentérica superior, (artéria do meio do intestino).
• O membro craniano aumenta em comprimento para formar bobinas de jejuno e íleo que retêm o mesentério dorsal.
• A conduta vitelina é obliterada e degenerada e perde a sua ligação com o meio do intestino.
• No 3rd. mês, a hérnia fisiológica (hérnia umbilical) contendo o intestino maduro regressa à cavidade abdominal devido ao seu alargamento.
• O ceco desenvolve-se a partir do membro caudal do laço do meio do intestino perto do ápice.
• O apêndice surge primeiro na parte do ceco e em seguida desloca-se para abrir na parede postero-medial do ceco.
• O cólon ascendente desenvolve-se a partir do membro caudal do laço do meio do intestino perto do ápice.
• O apêndice surge primeiro na parte inferior do ceco e em seguida desloca-se para abrir na parede postero-medial do ceco.
• O cólon transversal desenvolve-se a partir de duas fontes :
1. O 2/3 direito desenvolve-se a partir da parte distante do membro caudal do laço do meio do intestino. É fornecido pela artéria cólica média, ramo da artéria mesentérica superior (artéria do meio do intestino).
2. O 1/3 esquerdo desenvolve-se a partir da parte mais proximal do hindgut. É fornecido pelo ramo superior esquerdo da artéria mesentérica inferior (artéria do hindgut).
- O cólon transversal retém é o mesentério dorsal que é chamado mesocolon transversal.

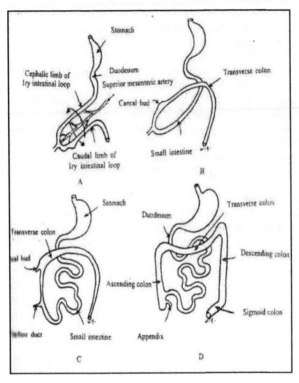

Figura (47): Diagrama mostrando o desenvolvimento do intestino delgado e do intestino grosso.

Anomalias congénitas:
1. **Diverticulum de Meckl:**
- É devido à persistência da parte proximal da conduta vitelina (vitello-intestinal).
- Tem cerca de 5 cm de comprimento, presente em 2% dos indivíduos, está ligado ao íleo a cerca de 15-45 cm da junção íleo-caecal.
- É susceptível de inflamação como o apêndice.
2. **Hérnia umbilical congénita:**
É devido ao fracasso do retorno da hérnia fisiológica (umbilical).
3. **Rotação anormal do intestino**: pode ser feita da seguinte forma:
a) Falha de rotação, o intestino grosso fica na parte esquerda do abdómen e o intestino delgado fica na parte direita do abdómen.
b) Rotação parcial ou rotação incompleta, a posição final do intestino depende do grau desta rotação parcial.
c) Mal-rotação, o meio do intestino gira parcialmente no sentido horário, neste caso o duodeno situa-se antes do cólon.
d) Transposição das diferentes partes do intestino devido à rotação completa do mal no meio do intestino (no sentido dos ponteiros do relógio), nós é

acompanhada pela transposição generalizada dos órgãos abdominais e torácicos (situs inversus).
4. **Ceco subhepático**: é devido ao fracasso da descida do caeum à fossa ilíaca direita, e o cólon ascendente não se desenvolve.
5. **Fístula fecal umbilical congénita**: A conduta vitelina (vitellointestinal) permanece patente formando uma ligação directa entre o intestino e o umbigo.
6. **Cisto vitelino**: a parte do meio da conduta vitelina permanece patente.
7. **Atresia ou estenose** de qualquer parte do laço intestinal.

Derivados do Hindgut
- O intestino grosso é a parte da cavidade do saco vitelino incluída na dobra da cauda. Alonga-se à medida que o embrião cresce e adquire a forma de um tubo de linha média, suspenso à parede abdominal posterior pelo mesentério dorsal, e termina na membrana cloacal.

- O hindgut dá origem ao 1/3 esquerdo do cólon transversal, cólon descendente, e cólon sigmóide (pélvico), e recto, parte superior do canal anal e do sistema geniturinário.

O Um-Terço de Cólon Transverso de Esquerda
- Desenvolve-se a partir da parte mais próxima do intestino delgado.
- Tem fornecimento de sangue arterial a partir da artéria do hindgut, artéria cólica superior esquerda, ramo da *artéria mesentérica inferior*.

Cólon Descendente e Cólon Sigmóide

- Quando a hérnia fisiológica (umbilical) regressa à cavidade abdominal, a parte proximal do intestino grosso é empurrada para a esquerda e forma o cólon descendente e sigmóide (cólon).
- O cólon descendente perde o seu mesentério e torna-se retroperitoneal, o mesocolom sigmóide.

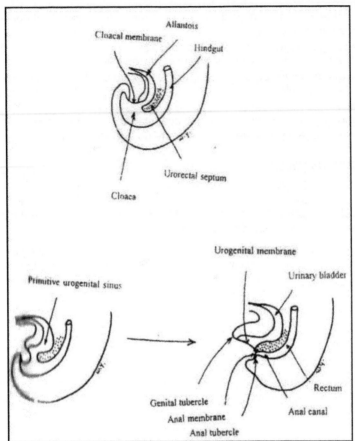

Figura (48): Diagrama mostrando as fases de desenvolvimento do recto, canal anal e bexiga urinária

Rectum
- É desenvolvido a partir da cloaca que é a parte terminal dilatada da extremidade distal do hindgut para o allantois.

- A cloaca expande-se, o cloaca é recebido na sua parte posterior e o alantois na sua parte anterior, e tem a membrana cloacal na sua parede anterior.
- A membrana cloacal é bilaminar, formada por duas camadas:
1. Camada ectodérmica exterior.
2. Camada endodérmica interna.
- A mesoderme no ângulo entre o allantois e o hindgut prolifera para baixo para formar um septo chamado septo urorrectal, no qual divide a cloaca de forma incompleta:
1. Uma parte dorsal que dá origem ao recto e à parte superior do canal.

2. Uma parte ventral que dá origem ao seio urogenital primitivo.
- O septo urorrectal cresce para baixo para se fundir com o cloacal que o divide:
1. Uma membrana dorsal.
2. Membrana urogenital ventricular.
- Do acima exposto, o recto é desenvolvido a partir da parte dorsal, a parte dorsal da cloaca.

Canal Anal

O canal anal desenvolveu-se a partir de duas partes.
1. A parte superior é desenvolvida a partir da extremidade distal da parte dorsal da cloaca (endodérmica na origem), termina para baixo na membrana anal. A mesoderme em redor das margens da membrana anal prolifera e forma *tubérculos anais,* que rodeiam uma depressão ectodérmica chamada proctodeum, que tem a membrana anal na sua profundidade.
2. A parte anal é desenvolvida a partir do proctodermal (ectodermal em origem)
o A membrana anal decompõe-se no 3.º mês, de modo que a parte superior e a parte inferior que formam o canal anal se tornam contínuas.
o As válvulas anais e a linha branca de Hilton representam a linha de fusão entre as duas partes, que é conhecida como a linha de pectinato.

Correlação entre a anatomia do canal anal e o seu desenvolvimento:
A. A parte superior do canal anal:
1. É de origem endodérmica.
2. É revestido com epitélio colunar simples.
3. Tem fibra muscular lisa na sua parede.
4. É fornecido pela artéria rectal superior (artéria de hindgut).
5. É drenado pelo sistema venoso do portal.
6. É estimulado pelo sistema nervoso autonómico, pelo que é sensível ao estiramento.
B. A parte inferior do canal anal:
1. É de origem ectodérmica.
2. É revestido com epitélio sequencial estratificado.
3. Tem fibras musculares estriadas na sua parede.
4. É fornecido por artérias sistémicas (artérias rectas médias e inferiores).
5. É drenado pelo sistema venoso sistémico.
6. É estimulado pelo sistema nervoso somático, por isso é sensível às sensações gerais (dor e temperatura).
Anomalias congénitas do recto e do canal anal:
1. Atresia do recto.
2. Imperforecer o ânus.
3. Fístula: é devido à separação incompleta das partes ventral e dorsal da

cloaca pelo septo urorrectal, o que resulta em

a) Fístula Recto-Urinária: entre o recto e a bexiga urinária.
b) Fístula Recto-Uretral entre o recto e a uretra.
c) Fístula Recto-Vaginal entre o recto e a vagina.
4. Imperfuração do ânus: é devido à falha da ruptura da membrana anal.
5. Persistente cloaca.

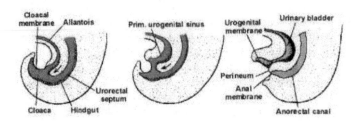

Figura (49): Diagrama mostrando as fases de desenvolvimento do canal anal

Desenvolvimento do Baço

- O baço desenvolve-se durante a 6th semana como proliferação de células mesodérmicas no lado esquerdo do mesogástrio dorsal.
- Estas proliferações unem-se e formam o baço lobulado primitivo com desenvolvimento completo, esta tabulação funde-se. Este carácter lobulado é indicado no baço do adulto pelos entalhes na sua borda superior.
- As células mesodérmicas formam o estoma e a cápsula do baço, que está infiltrada com células hemopoiéticas.
- A parte do mesogástrio dorsal entre a maior curvatura do estômago e do baço forma o *ligamento gastroesplénico* e a parte do mesogástrio dorsal entre o baço e o rim esquerdo forma o *ligamento lienorrenal*
- O baço é fornecido pela artéria esplénica, ramo do tronco celíaco (artéria do antebraço).

Anomalias congénitas:

1. *Baço acessório*; os nódulos do tecido esplénico não se fundem, e pode ser encontrado no ligamento gastroesplénico.

2. *Baço lobulado*: é devido à fusão incompleta dos seus nódulos.

Desenvolvimento do fígado

- Durante a semana de 4th', aparece um botão hepático, que é um diverticuhrm do tubo intestinal na junção do antebraço e do meio do intestino.
- Cresce cranio-ventralmente no transversum do septo.
- O botão hepático dá origem às células hepáticas e ao revestimento epitelial do aparelho biliar.
- A mesoderme do travesso do septo dá origem à estrutura do tecido conjuntivo, cápsula e ligamentos do fígado.

- O rebento hepático divide-se em duas porções:
1. **Pars hepatica**, uma grande parte craniana, que se desenvolve para as células hepáticas.
2. **Pars cystica**, uma pequena parte caudal, que dá origem à vesícula biliar e às condutas císticas.
- Os pars hepáticos dividem-se em ramos direitos e esquerdos, cada um divide-se em colunas de células hepáticas dando os lóbulos apertados e esquerdos correspondentes.
- As células mesodérmicas do travesso do septo desenvolvem-se em conchas e vasos sanguíneos entre as células hepáticas formando as veias vitelinas que se decompõem em sinusóides hepáticos. Isto torna o fígado a principal fonte de células sanguíneas durante os períodos embrionário e fetal.

Fornecimento de sangue de fígado:
- O fígado em desenvolvimento à medida que o embrião recebe o seu fornecimento de sangue arterial através da veia umbilical esquerda, que contém sangue arterial da placenta da mãe.
- A veia umbilical esquerda está ligada ao ramo esquerdo da veia portal no interior do fígado, no ponto de junção os ductos venosos ligam o sangue arterial ao inferior
- Após o nascimento, a veia umbilical esquerda é obliterada e torna-se o ligamentum teres, e o ducto venoso é obliterado e

torna-se o ramo ligamentar do camião celíaco (Artéria do antebraço).

Ligamentos do fígado:
- Desenvolvem-se a partir da mesoderme do septo transversal. Estes ligamentos são os seguintes:
1- Menor omento entre o fígado e o estômago. 2- Ligamento falciforme ventral ao fígado.
3- Ligamentos coronários e triangulares entre o fígado e o diafragma.
- Finalmente, o fígado aumenta de tamanho, sob a forma de dois lóbulos iguais, e depois o lóbulo esquerdo torna-se mais pequeno do que o direito.

Desenvolvimento do Aparelho Biliar:
- A vesícula biliar e o ducto cístico desenvolvem-se a partir do cístico pars.
- Os ductos hepáticos desenvolvem-se a partir dos caules dos ramos direito e esquerdo da pars hepática.
- O canal hepático comum desenvolve-se a partir do talo da pars hepática.
- Canal biliar comum:
- Os seus resultados devido ao alongamento do talo do pars hepatica.
- No início, abre-se na parede ventral do laço duodenal, após rotação do duodeno; desloca-se para a sua parede dorsal.

Anomalias congénitas:
1. Extra-lóbulos do fígado.
2. Atresia da vesícula e do canal biliar devido à sua não canalização, é uma anomalia fatal.
3. Ausência de vesícula biliar devido a falha de desenvolvimento da pars

cystica.
4. Dupla vesícula biliar e a sua principal, condutas devido à divisão precoce da pars cystica em dois ramos.
5. Vesícula biliar intra-hepática.
6. Vesícula biliar móvel que é ligada ao fígado por um mesentério.
7. Condutas hepáticas acessórias.
8. Variação no curso, comprimento, número e terminação da conduta cística.

Desenvolvimento do Pâncreas

- O pâncreas desenvolve-se a partir de dois botões pancreáticos, dorsal e ventral, que surgem da parte mais terminal do antebraço, na 4a semana.
- O botão pancreático ventral surge do lamento ventral do caule do rebento hepático.
- O botão pancreático dorsal surge da parede dorsal do duodeno, imediatamente acima do nível do botão hepático.
- A rotação do laço duodenal traz o pâncreas ventral para baixo e para a direita do pâncreas dorsal, e ambos se encontram no musoduodeno e na concavidade do laço duodenal.
- O pâncreas dorsal cresce mais no mesogástrio dorsal até tocar o baço.
- Por volta da semana 7th, o pâncreas ventral e dorsal fundem-se.
- O pâncreas ventral dá origem à maior parte da cabeça e ao processo uncinado do pâncreas.
- O pâncreas dorsal dá origem à parte superior da cabeça, pescoço, corpo e cauda do pâncreas.

Pó do pâncreas:
- As condutas do pâncreas ventral e dorsal unem-se para formar a conduta pancreática principal. A sua parte distal é formada pelo ducto do pâncreas dorsal, enquanto a sua parte proximal é formada pelo ducto do pâncreas ventral que se abre com o ducto biliar comum na parede póstero-medial do 2nd parte do duodeno depois de formar a *ampola hepatopancreática do* **Vater**.
- A parte proximal do ducto pancreático dorsal é normalmente obliterada, mas por vezes permanece patente e forma o

conduta pancreática acessória que se abre logo acima da conduta pancreática principal.
•   Os acini pancreáticos aparecem no 3rd mês como gomos dos ductos pancreáticos.
•   As ilhotas de Langerhans surgem da ramificação dos ductos pancreáticos, e depois perdem a sua ligação.

Anomalias congénitas:
1. O pâncreas acessório pode ser formado na parede do duodeno.
2. O pâncreas anular, um anel de tecido pancreático pode circundar a parte 2nd do duodeno, duto biliar ou veia porta.
3. Condutas pancreáticas acessórias
4. Pâncreas cístico devido a secreções pancreáticas anormalmente espessas que obstruem as suas condutas levando à formação de quistos e fibrose
5. Na ausência de ducto pancreático ventral, isto resulta em: O ducto pancreático dorsal abre-se separadamente acima do ducto biliar no duodeno.

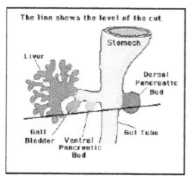 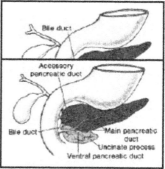

Figura (50): Diagrama mostrando o desenvolvimento do fígado e do pâncreas
esenteries

•   Depois de dobrado, o mesoderme splanchnic envolve o tubo intestinal e prende-o à parede do corpo formando um mesentério comum.
•   A parte deste mesentério que fixa o tubo intestinal à parede abdominal posterior forma o mesentério dorsal, enquanto que a parte que fixa o tubo intestinal à parede abdominal anterior forma o mesentério ventral.

A) O mesentério ventral:
•   A sua parte inferior quebra-se e desaparece.
•   O fígado cresce na parte superior, a porção entre o fígado e a parede abdominal anterior forma o ligamento falciforme, e a porção entre o fígado e o diafragma forma os ligamentos coronários e triangulares.

B) O mesentério dorsal:
•   Dá origem aos seguintes mesentérios:

1. Meso-esôfago (desaparece⁻).
2. Mesogástrio dorsal.
- Dá origem ao menor omento, ligamento gastrofrénico, ligamento gastroesplénico, ligamento leniorenal e o maior omento.
3. O Mesoduodenum desaparece.
4. Mesentério intestinal.
5. O mesocolon ascendente e descendente desaparece.
6. O mesocolon transversal e o mesocolon sigmóide (pélvico).

Desenvolvimento do saco menor:
• Antes da rotação do estômago, aparecem recessos pneumáticos entéricos à direita e à esquerda em cada lado do mesogástrio dorsal.
• O recesso à esquerda desaparece.
• O recesso direito estende-se para a esquerda no mesogástrio dorsal atrás do estômago e para cima atrás do fígado após rotação do estômago.
• Este recesso é fechado para cima após o desenvolvimento do diafragma e fecho dos canais pleuro-peritoneais e está ligado para baixo ao resto da cavidade peritoneal por uma pequena abertura, agora é conhecido como o *saco inferior primitivo*.
• A formação do omento maior leva ao alargamento para baixo do saco menor.

Derivados do coelom intra-embrionário:

1. **Pericárdio:** Torna-se ventral em posição após dobrar e envolve o tubo do coração e é ligado à cavidade peritoneal pelo canal pericárdio-peritoneal.
2. **Pleura:** À medida que os botões pulmonares crescem, cada botão pulmonar invade o canal pericárdio-peritoneal formando a pleura, que é separada do pericárdio pela membrana pericárdio-pleural e é separada do peritônio pela membrana pleuro-peritoneal. **Peritoneu:** É invaginado com o fígado, estômago, pequeno
intestino, cólon transversal, cólon sigmóide. O resto dos órgãos abdominais e pélvicos são retroperitoneal de diferentes maneiras. As dobras dos órgãos invaginados são descritas.

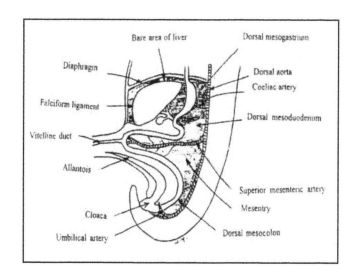

Figura (51): Diagrama mostrando os mesentérios dorsal e ventral primitivos e as artérias das entranhas

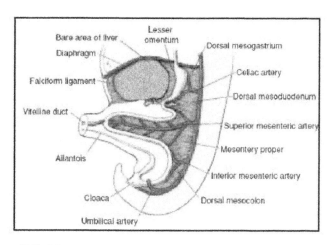

Figura (52): Diagrama mostrando os mesentérios dorsal e ventral primitivos e as artérias das entranhas

TRAVESSA DO SEPTO E DESENVOLVIMENTO DO DIAFRAGMA

• Após a formação da dobra da cabeça, a cavidade pericárdica! torna-se ventral, e a mesoderme, que era anterior ao pericárdio, encontra-se abaixo e é conhecida como o *transversum do septo,*
• No início, o travesso do septo situa-se em frente ao segmento cervical 2nd

• Depois, migra para baixo e recebe o fornecimento nervoso do nervo frênico oposto aos 3rd, $4^{*'}$ e 5th ' segmentos cervicais, e continua a sua descida arrastando consigo o nervo frênico até atingir a 12th vértebra torácica.

Destino do travesso do septo:
1. O fígado cresce na parte inferior do travesso do septo que forma a estrutura e a cápsula do fígado,
2. A parte superior do travesso do septo desenvolve-se em:
a) Uma parte do pericárdio fibroso.
b) Parte central do diafragma.
3. A parte mesentérica do septo dá:

a) O ligamento falciforme do fígado.
b) Os ligamentos coronários e triangulares do fígado.
c) O omento menor

Desenvolvimento do Diafragma

1. Uma grande porção central, as porções esternais e costais do diafragma desenvolvem-se a partir da parte superior do travesso do septo.
2. As partes dorsi-laterais de cada lado são derivadas da membrana pleuroperitoneal e tornam-se contínuas com a porção central.
3. As partes marginais de ambos os lados são desenvolvidas a partir da parede torácica.
4. Uma pequena parte anterior ao esôfago desenvolve-se a partir da parte mesentérica do travesso do septo.
5. A parte entre o esôfago e a aorta desenvolve-se a partir do meso esôfago (parte do mesogástrio dorsal).
6. A parte vertebral do diafragma desenvolve-se a partir da mesoderme que envolve a aorta abdominal

Anomalias congénitas:

1. Formação incompleta *da* membrana pleuroperitoneal que leva a uma hérnia diafragmática.
2. As fibras musculares do diafragma são substituídas por tecido fibroso.

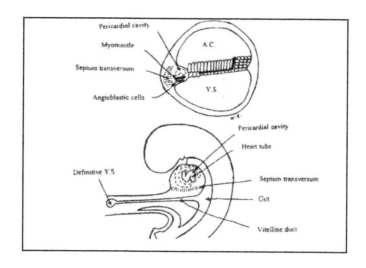

Figura (53): Diagrama mostrando as fases iniciais de desenvolvimento do tranversum de septo

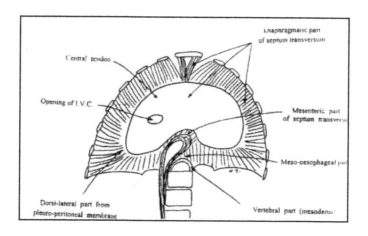

Figura (54): Diagrama mostrando as origens embriológicas do diafragma

DESENVOLVIMENTO DO SISTEMA URINÁRIO

O mesoderme intra embrionário dá origem à massa celular intermédia (ou cordão nefrogénico), que se diferencia em três sistemas urinários sequenciais, pronefros, e metanefros. Os três sistemas aparecem um após o outro, cada sistema degenera antes do aparecimento do sistema seguinte, e aparecem a níveis diferentes.

Pronephros:
- São cerca de sete túbulos pronefróricos que se encontram na região cervical.
- Cada túbulo pronefrórico surge como um rebento do ducto pronefrórico e cada túbulo abre-se para o coeloma intra embrionário.
- O ducto pronéfrico estava no primeiro sólido, e depois canalizado, estendendo-se caudalmente até se abrir na cloaca.
- O pronefrócito nunca é funcional.
- Os túbulos pronefróricos degeneram-se na 4th semana e a conduta pronefrórica persiste como conduta mesonefrórica (conduta Wolffian duct).

Mesonefrosos:
- Aparecem mais tarde na 4th semana e a um nível inferior ao dos pronefros na parte média da massa celular intermediária na região tóraco-lombar.
- Existem cerca de 70-80 túbulos mesonefróricos em forma de S.
- No início, cada túbulo mesonefrico aparece como uma massa esférica, que se torna vesícula, depois túbulo em forma de S. Uma extremidade do túbulo une o ducto mesonefrórico, e a outra extremidade livre torna-se fina e forma um glomérulo interno que é fornecido por um ramo da aorta.
- O sistema urinário mesonefros funciona brevemente durante a vida embrionária.

Destino do mesonefros:
- No final do 2nd mês, os mesonefros diferenciam-se no seguinte:

A) No masculino:
- Os túbulos superiores degeneram formando o *ligamento suspensório do testículo.*
- Os túbulos médios que formam *as condutas eferentes dos testículos.*
- O ducto mesonefrico dá a *epidídimis, ducto deferente (deferência do canal), vesícula seminal, ducto ejaculadorv, botão uretérico, trigone da bexiga urinária, e parte da uretra prostática.*

B) Nas fêmeas:
- Os túbulos degeneram-se, poucos túbulos rudimentares continuam a ser chamados:
epoophoron e paroophron no mesovário do ligamento largo.
- A conduta mesonefrica dá a conduta de Gartner, o botão uretérico e o trigone da bexiga urinária.

Metanephros:
Este sistema urinário dá origem a um rim permanente, que se desenvolve a partir de duas fontes:
1. Botão uretérico e os seus ramos, que constituem a parte colectora do rim.

2. Tampa metanefrica (ou blastema metanefrica) que é uma condensação da massa celular intermédia, forma a parte excretora do rim (nefrónio).

Rebento uretérico:
• Surge como um divertículo do lado dorsomedial da parte inferior do ducto mesonefrótico próximo da cloaca.
• O rebento uretérico estende-se primeiro dorsalmente e depois cranialmente. Alonga-se e a sua extremidade superior é expandida para formar a *pélvis primitiva do ureter*, que entra em contacto com a tampa metanefrica.
• A pélvis primitiva de ureter divide-se repetidamente para formar as pápulas maiores e os túbulos colectores do rim.
• Cada túbulo colector é rodeado por uma pequena massa de mesoderme separada da tampa metanefrica.

Tampa Metanefrica:
• Surge a partir da massa celular intermédia (mesoderme secundária).
• Está dividido em numerosas massas esféricas que rodeiam as extremidades dos túbulos colectores.
• Cada pequena massa forma um dos túbulos secretos da seguinte forma:
o A massa esférica transforma-se numa vesícula oca, que se torna alongada e em forma de S.
o Uma das extremidades do túbulo em forma de S junta-se ao túbulo colector e a extremidade cega do túbulo forma a *cápsula do Bowman*.
Um maior crescimento do túbulo em forma de S leva à formação dos túbulos enrolados distal e proximal, a porção restante do túbulo forma o *laço de Henle*.
• Cerca de um milhão de túbulos são formados em cada rim.
• A urina é formada pelo rim e parte dele é passada no líquido amniótico, mas a função renal é mínima porque a placenta é o principal órgão excretor durante a vida embrionária.
• No início o rim é lobulado, mas mais tarde a sua superfície torna-se lisa.
• O rim desenvolve-se precocemente na pélvis, depois migra para cima e deita-se em frente da parte superior do abdómen posterior
parede. Durante a sua migração, altera o seu fornecimento de sangue a partir da ilíaca comum sacral mediana e depois da artéria renal.

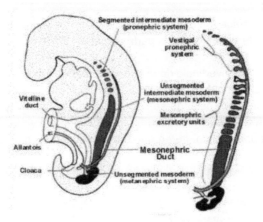

Figura (55): Diagrama mostrando o sistema pronefrórico, mesonefrórico e metanefrórico

Anomalias congénitas do rim:
1. *Agenesia renascentista*: Falha unilateral de desenvolvimento do rim.
2. *Rim hipoplásico* (hipogénese): Rim de tamanho anormalmente pequeno.
3. *Rim supranumerário*; Presença de um rim extra-renal.
4. *Persistência da lobulação dos rins*.
5. *Rim pélvico*: O rim encontra-se na pélvis.
6. *Rim de ferradura*: Há fusão dos pólos superior ou inferior dos dois rins.
7. *Rim cístico congénito*; Existem numerosos quistos no rim devido à falha de fusão entre os túbulos colectores e os túbulos excretores, pelo que a urina se recolhe nos túbulos excretores (nefrónio),
8. *Artérias renais acessórias*; podem entrar no hilo ou nos pólos superiores ou inferiores do rim.

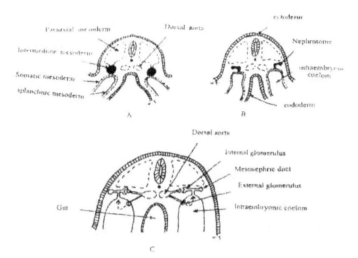

Figura (56): Secção transversal na região cervical mostrando o formação dos túbulos pronefróricos.

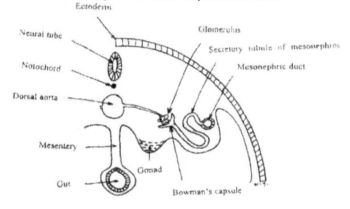

Figura (57): Secção transversal na região torácica mostrando a formação de um túbulo excretor do sistema mesonefrótico

Desenvolvimento do Ureter

• Surge como um rebento uretérico do lado dorsomedial da extremidade inferior do ducto mesonídrico.

• O botão alonga-se dorsalmente, depois cranialmente para entrar em contacto com a tampa metanefrica, e sobem juntos para a região toracoiumbar.

- A extremidade superior do rebento uretérico expande-se e dá origem à pélvis do ureter que se divide repetidamente para formar os calos maiores e menores e formar os túbulos secretores do rim.
- A parte inferior da conduta mesonefrica é absorvida pela parede do seio urogenital, de modo que o ureter se abre directamente para a bexiga urinária.
- O ureter aumenta em comprimento à medida que o rim migra para cima.
- Dois alargamentos aparecem no ureter, alargamento lombar e alargamento pélvico, o que leva à presença de três constrições, na sua extremidade superior, na borda pélvica e na parede da bexiga.

Anomalias congénitas do ureter:

1. *Duplo ureter*: Como resultado do crescimento, dois botões uretéricos de um lado.
2. *Ausência de ureter de* um dos lados devido a agenesia renal.
3. *Bifid ureter*: Devido ao esfregaço da extremidade superior do rebento uretérico.
4. *Presença de válvulas ou dobras na sua membrana mucosa.*

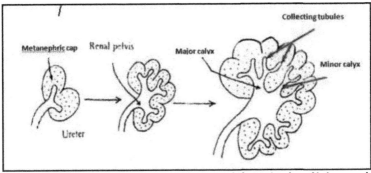

Figura (58): Diagrama que mostra o desenvolvimento da pélvis renal, das calças, e dos túbulos de recolha das metáforas.

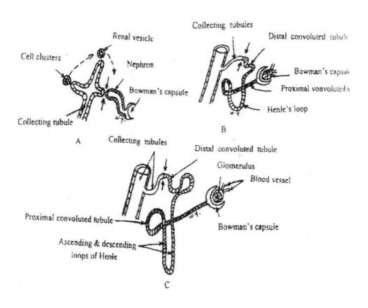

Figura (59): Diagrama mostrando o desenvolvimento da unidade excretora metanefrica.
As setas indicam onde a unidade excretora comunica com o sistema colector

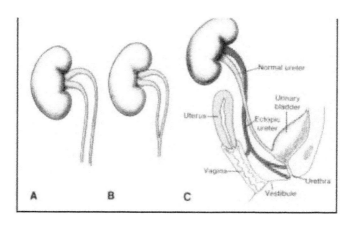

Figura (60): diagrama mostrando algumas anomalias congénitas do ureter

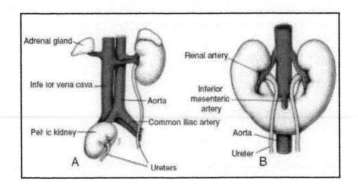

Figura (61): diagrama mostrando algumas anomalias congénitas de rins

Desenvolvimento da Bexiga Urinária

• A cloaca que é a parte caudal expandida do hindgut é dividida pelo septo urorrectal em um seio urogenital primitivo anterior e um recto posterior.

• O seio urogenital primitivo é continuamente superior com o allantois (um diverticulum hindgut que se estende até ao umbigo) e é limitado inferiormente pela membrana urogenital, e as duas condutas mesonefricas abertas nos seus lados.

• Aparece uma constrição no seio urogenital primitivo no local de entrada das condutas mesonefróticas que o divide em duas partes:
1. *Porção vesico-uretral*: É a parte superior acima do nível das condutas mesonefróticas e dá origem a: bexiga urinária, uretra prostática acima do utrículo prostático (no masculino) e uretra inteira (na feminino).
2. *Seios urogenitais definitivos*: É a parte inferior abaixo das condutas; dá origem à parte inferior da uretra prostática, uretra membranosa. Estende-se no tubérculo genital e dá origem a parte da uretra no pénis.
Assim, a bexiga urinária é desenvolvida a partir de:
1. A porção vesico-uretral da cloaca (endodermal).
2. A parte distal do allantois (endodermal) que forma o ápice da bexiga urinária. A parte proximal da alantóide chama-se uraco, que é obliterada e forma o **ligamento umbilical mediano,**
3. Porções distais das condutas mesonefrófilas: São absorvidas na parede posterior da bexiga primitiva para formar o trigone, que é a única parte mesodérmica da bexiga.

As porções distais das condutas mesonefricas são absorvidas e os dois ureteres , as duas condutas mesonefricas abrem-se separadamente na bexiga. Os orifícios dos dois ureteres movem-se para cima e lateralmente. Os orifícios das duas condutas mesonefricas abrem-se ao mesmo tempo inferiormente (caudalmente) à uretra, logo abaixo do pescoço da bexiga.
• A mesodermeplanchnic associada ao hindgut forma o músculo liso da parede da bexiga no mês de 3rd '.
• Na criança recém-nascida a bexiga encontra-se no abdómen, depois desce e na puberdade encontra-se na pélvis.

Anomalias congénitas da bexiga urinária:
1. A desobliteração do úraco levando à formação da fístula uraqueal, e a urina pode sair do úraco.
2. Fístula rectovesical devido ao septo urorrectal incompleto.
3. Cisto urachal devido à desobliteração local do urachus.
4. Ectopia-vesicae devido à falha de formação da parede anterior da bexiga urinária e da parede abdominal anterior abaixo do umbigo.
5. Terminação anormal do ureter, que pode terminar no recto, vagina ou uretra.

Desenvolvimento da Urethra

• A uretra feminina é curta (4 cm) e é desenvolvida a partir da porção vesico - uretral da cloaca,
• A uretra masculina é mais longa e consiste em três partes, prostática, membranosa e esponjosa (ou peniana).

A parte superior da uretra prostática acima do nível do utrículo prostático ou acima das aberturas das condutas ejaculatórias é derivada da parte superior da uretra prostática:
a) Partes absorvidas das condutas mesonefricas.
b) Parte inferior da porção vesico-uretral da cloaca.

A parte inferior da uretra prostática e a uretra membranosa são derivadas da porção pélvica do seio urogenital.

A parte esponjosa (ou peniana) da uretra é derivada da uretra:

a) As células endodérmicas da parte fálica do seio urogenital.
b) As células ectodérmicas da ponta do falo da glande (pénis).

• O falo é o pénis primitivo e é desenvolvido a partir da parte inferior do seio urogenital.
• As células endodérmicas na superfície inferior da parte fálica proliferam para formar um cordão longitudinal de células chamado *placa uretral*.
• As células endodérmicas da placa uretral proliferam nas suas extremidades e formam dobras uretrais (pregas genitais) e entre elas haverá

uma ranhura longitudinal chamada *ranhura uretral,* que se estende até ao falo da glande (pénis).

• As duas pregas uretrais fundem-se no plano médio por trás para a frente para formar o *canal uretral,* que se abre posteriormente no seio urogenital e tem uma extremidade anterior cega.

• Depois, um *cordão ectodérmico* de células estende-se da ponta do falo da glande (pénis) para se juntar à extremidade anterior do canal uretral esponjoso (peniano). As células ectodérmicas tornam-se canalizadas e contínuas com o canal uretral,

• As células ectodérmicas abrem anteriormente no *orifício uretral externo.*

Anomalias congénitas:

1. *Hipospádia*: É devido ao fracasso da fusão dos bordos da ranhura uretral, a uretra abre-se na parte inferior da superfície do pénis.
2. *Epispadias*: O orifício uretral externo encontra-se na superfície dorsal do pénis devido à posição anormal do pénis da glande.
3. *Estenose uretral (estreitamento):* É devido à canalização incompleta do canal uretral.

Desenvolvimento da próstata

É desenvolvido como múltiplos botões (15-20) a partir da uretra prostática (endodermal). Estes gomos tornam-se canalizados para formar os alvéolos e condutas da próstata. O estroma e a cápsula do tecido conjuntivo são derivados da mesoderme esplâncnica circundante.

Desenvolvimento das Vesículas Seminais

Desenvolvem-se como outbuddings da parte inferior do ducto mesonefrico que se torna o ducto deferens (vasodeferens).

DESENVOLVIMENTO DO SISTEMA GENITAL

O sexo do embrião é determinado geneticamente no momento da fertilização mas os órgãos genitais não adquirem características morfológicas masculinas ou femininas até à 7th ' semana de desenvolvimento.

Genitais (ou cordilheiras gonadal):

As gónadas (testículos ou ovário) aparecem num embrião de 4 semanas como um par de cristas longitudinais, *as cristas genitais ou gónadas*, de cada lado da linha média entre o mesonefro e o mesentério dorsal. São formados pela proliferação do epitélio celómico e uma condensação do mesênquima subjacente (mesoderme). As células germinativas não aparecem nas cristas genitais até à 6th semana de desenvolvimento.

Células germinativas primordiais:

Aparecem cedo no desenvolvimento, e estão inicialmente localizados na parede da bolsa vitelina perto do allantois. Em seguida, migram por movimento ameboide ao longo do mesentério dorsal da barriga da gema.

em direcção à região da crista genital, onde invadem as cristas genitais na 6th semana.

Gónadas indiferentes:

O epitélio coelómico da crista genital prolifera e as células epiteliais penetram no mesênquima subjacente e formam cordas de forma irregular chamadas *cordas sexuais primitivas*, que gradualmente rodeiam as células germinais primordiais invasoras. Nesta fase, é impossível diferenciar entre as gónadas masculina e feminina.

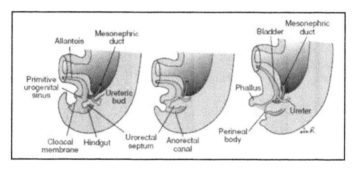

Figura (62): Divisões da cloaca no seio urogenital e no canal anorrectal. O canal mesonefrico é gradualmente absorvido pela parede do seio urogenital, e os ureteres entram separadamente.

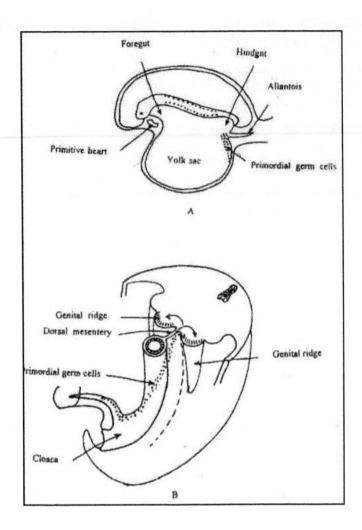

Figura (63): Diagramas que mostram a migração das células germinais primordiais
da parede do saco vitelino para a crista genital

Testis

- Nos embriões masculinos, os cordões sexuais primitivos continuam a proliferar e formam uma série de cordões celulares bem definidos, anastomosando uns com os outros e conhecidos como os cordões testiais. Em direcção ao hilo da glândula, os cordões quebram-se numa rede de pequenos cordões celulares que mais tarde dão origem aos túbulos do testículo.

- Mais tarde, os cordões dos testículos perdem contacto com o epitélio superficial e tornam-se separados por uma densa camada de tecido conjuntivo fibroso a túnica albugínea que forma a cápsula do testículo.
- Os cordões dos testículos são compostos por células germinativas primitivas e células epiteliais, as células epiteliais desenvolvem-se em células de Sertoli.
- Os cordões dos testículos permanecem sólidos até à puberdade, adquirem um lúmen e formam os túbulos seminíferos que unem os túbulos de rete testis que formam a vasa efferentia e fazem uma ligação com o ducto mesonefrótico (ducto deferente do futuro).
- As células intersticiais de Leydig desenvolvem-se a partir do mesênquima localizado entre os túbulos seminíferos.

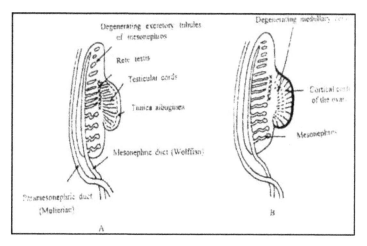

Figura (64): Diagramas mostrando o desenvolvimento de gónadas, testículos (A), ovário (B) e os túbulos excretores dos mesonefros e a sua relação com a gónada,

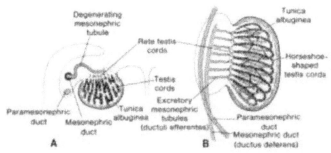

Figura (65): Secção transversal através do testículo, mostrando a túnica albugínea, os cordões do testículo, os testículos e as células germinativas primordiais.

Ovário

Em embriões femininos, as cordas sexuais primitivas são quebradas pela invasão do mesênquima em grupos de células irregulares, que contêm células germinativas primitivas e se encontram principalmente na medula do ovário, desaparecem mais tarde e são substituídas por medula vascular.

O epitélio de superfície permanece espesso e continua a proliferar e dar origem a cordas corticais, que se dividem em aglomerados de células isoladas, cada uma delas rodeando uma ou mais células germinativas primitivas. As células germinativas desenvolvem-se na oogonia, enquanto as células epiteliais circundantes formam as células foliculares.

Dutos Genitais

Etapa indiferente (6th semana):
Os embriões masculinos e femininos têm dois pares de ductos genitais:
1. Mesonefrico (ou condutas Wolffian).
2. Paramesonefrico (ou condutas Mullerianas).

A conduta Mulleriana surge como uma invaginação longitudinal do epitélio coelómico na superfície anterolateral da crista urogenital.

Condutas genitais em macho:
O mesonefrico (ou canal Wolffian ducts) forma o ducto deferens (vas deferens). O paramesonefrico (canal mulleriano) desaparece excepto a sua extremidade craniana que persiste como o *testículo apendicular* e a sua parte caudal forma o utrículo prostático.

Condutas genitais em fêmea:
• Os ductos mesonefróricos (ou Wolffian ducts) abrem-se para o seio urogenital e depois desaparecem, com excepção de alguns ductos epoófricos e paraófricos remanescentes.
• O paramesonefrico (ou condutas mulierianas) forma os tubos uterinos, o útero e uma porção importante da vagina.
• Inicialmente, o ducto Mullarian pode ser reconhecido da seguinte forma:
1. Uma porção vertical craniana, que se abre para a cavidade celómica.
2. Uma porção horizontal, que atravessa a conduta Wolffian.
3. Uma porção vertical caudal que se funde com a segunda e forma o canal uterovaginal.
• Com a descida dos ovários, a primeira e segunda partes evoluem para o ducto uterino.
• O canal uterovaginal dá origem ao útero e à parte superior da vagina.
• A ponta inferior do canal uterovaginal cresce caudalmente até entrar em contacto com a parede posterior do seio uterovaginal formando uma elevação conhecida como Tubérculo Mulieriano.
• Dois bolbos sólidos proliferam no local do tubérculo Mullerian e conhecidos como bolbos sinovaginais.
• Os bolbos sinovaginais proliferam e unem-se para formar uma placa sólida conhecida como a placa vaginal. A placa vaginal torna-se canalizada e forma a parte inferior da vagina.
• O lúmen da vagina é separado do do seio urogenital (vestíbulo da vagina) pela membrana do hímen.

- O canal utero-vaginal que dá o útero é rodeado por uma camada de mesênquima que forma a camada muscular do útero (miométrio).

Genitália externa

Etapa indiferente;

- Na 3rd semana, as células mesenquimais migram, em torno da membrana cloacal para formar um par de dobras ligeiramente elevadas, as dobras cloacais, que se unem em frente da membrana cloacal para formar o tubérculo genital, que se alonga para formar o falo.

- Na 6th semana em que, a membrana cloacal é subdividida nas membranas urogenital e anal, também as pregas cloacais são subdivididas nas pregas uretrais anteriores, e as pregas anais posteriores.

- Ao mesmo tempo, outro par de elevações, os inchaços genitais aparecem de cada lado das dobras uretrais. No macho, diferenciam-se nos inchaços escrotais, e na fêmea, nos lábios maiores. No final desta fase (fim de 6th semana), é impossível distinguir entre os dois sexos.

Genitália Externa no Macho

- Alongamento rápido do tubérculo genital que agora é chamado falo puxa as pregas uretrais para a frente para formar as paredes laterais da ranhura uretral ao longo do aspecto ventral do falo alongado A ranhura uretral é forrada por células endodérmicas que formam a placa uretral, depois, a uretra peniana (descrita). O falo alongado forma o ***pénis***.

- As tumefacções genitais formam as tumefacções escrotais, que são separadas pelo septo escrotal.

Descendência do testículo:
O testículo desenvolve-se no segmento lombar 1st ; o seu pólo caudal está ligado ao inchaço escrotal por um cordão fibrocelular conhecido como o ***gubernaculum***.

Causas da descida do testículo:
1. Crescimento rápido do corpo durante o 2nd mês.
2. Falha do gubernaculum em alongar.
3. O aumento da pressão intra-abdominal leva à hérnia dos testículos através do canal inguinal.

- Ao nascer, chega ao escroto; coberto por uma prega peritoneal chamada tunica vaginalis. O canal estreito que liga a túnica vaginalis à cavidade abdominal peritoneal é obliterado à nascença.
- Assim, a descida do testículo não é uma migração activa, mas sim uma mudança relativa na posição em relação à parede do corpo.

Genitalia externa na fêmea

- O tubérculo genital alonga-se ligeiramente e forma o clítoris. As dobras uretrais não se fundem como no macho, mas desenvolvem-se para os lábios minora.
- As tumefacções genitais aumentam muito e formam os lábios maiores.
- A ranhura urogenital é aberta à superfície e forma o vestíbulo.

Descendência do ovário:
- O ovário é desenvolvido em frente ao segmento lombar 1st, a sua extremidade caudal é ligada ao inchaço genital (labia majora) pelo gubernaculum.
- Como resultado do rápido crescimento do corpo durante o 2nd mês, e do fracasso do gubernaculum em alongar-se, o ovário chega a deitar-se na pélvis. Uma maior descida é presa devido à fixação do gubernaculum ao lado do útero.
- A parte do gubernaculum entre o ovário e o útero forma o ligamento do ovário. A parte entre o útero e o labium majus forma o ligamento redondo do útero.

Anomalias congénitas:
1. **Criptorquismo (testículos não descidos):**
- É falha de descendência de um ou ambos os testículos.
- Pode ser devido a condições endócrinas anormais e/ou a falha do gubernaculum em encurtar.
- Um testículo não descido é incapaz de produzir espermatozóides maduros, devido à alta temperatura na cavidade abdominal.

2. **Testículos mal-descidos:**
O testículo é descido para uma posição anormal, por exemplo, perineum ou triângulo femoral.

3. **Hérnia congénita inguinal:**
O fracasso da obliteração do processus vaginalis leva à descida de alguns loops intestinais para o escroto.

4. **Agenesia ovariana:** Ausência congénita do ovário.

5. **Descendência anormal do ovário:** O ovário não desce para a pélvis ou pode ser puxado para o canal inguinal.

6. **Duplicação do canal utero-vaginal:** É devido à falha de fusão das partes caudais dos ductos mulierianos, e depende do grau desta falha:
a. O fracasso completo da fusão dá origem ao duplo útero,
b. A falha parcial da fusão dá origem a fundo indentado (útero arcunatus) ou útero bicornado em que o útero não tem chifres a entrar numa vagina comum.

7. **Atresia do canal uterovaginal;**
- Pode ser atresia completa ou parcial de uma ou de ambas as condutas mullerianas.
- A atresia completa a uma conduta torna-a rudimentar e encontra-se como um apêndice ao lado bem desenvolvido.
- A atresia parcial resulta na atresia do colo do útero.
- Se as lâmpadas sino-vaginais não se fundirem ou não se desenvolverem, resulta uma vagina dupla ou atresia da vagina, respectivamente.

8. **Hermafrodita;**
Uma verdadeira hermafrodita, as gónadas (testículos e ovários) e os genitais externos de ambos os sexos estão presentes.
Pseudo-hermafrodita: Os órgãos genitais externos pertencem a um sexo enquanto as gónadas pertencem ao sexo oposto,

9. **Homem com pénis pequeno devido ao** subdesenvolvimento do tubérculo genital

10. **Fêmea com grande clítoris** devido ao desenvolvimento excessivo do tubérculo genital.
11. **Escroto dividido** devido à falha de fusão dos inchaços genitais nos homens.

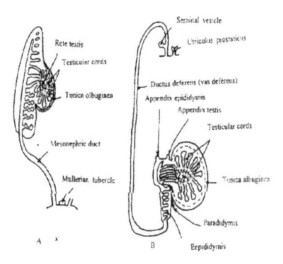

Figura (66): Diagrama mostrando a descida do testículo e o desenvolvimento do ducto genital. O ducto paramesonefrótico (Mulleriano) degenerou excepto para o testículo do apêndice e o utriculus prostaticus

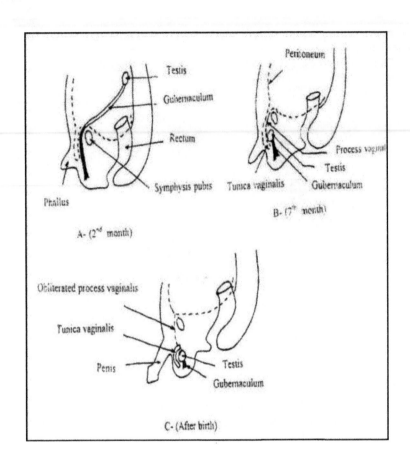

Figura (67): Diagrama mostrando a descida do testículo e o desenvolvimento da túnica vaginalis

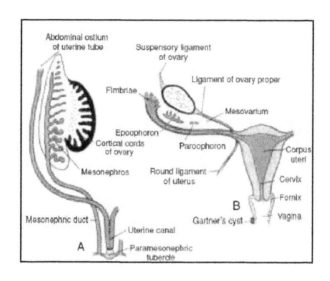

Figura (68): Diagrama mostrando o desenvolvimento das condutas genitais femininas

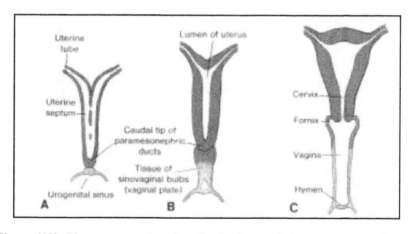

Figura (69): Diagrama mostrando a fusão de condutas paramesonefrosas e o desenvolvimento do útero e da vagina

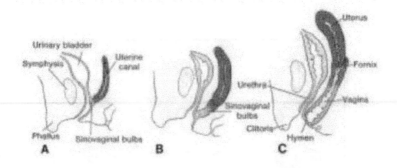

Figura (70): Diagrama mostrando secções sagitais para a formação do útero e da vagina

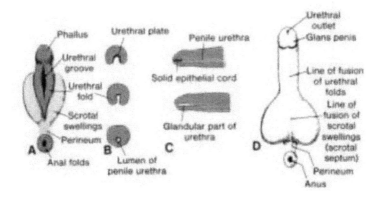

Figura (71): Fases de desenvolvimento da genitália externa no macho às 10 semanas. Note-se a ranhura uretral profunda ladeada pelas pregas uretrais

DESENVOLVIMENTO DO SISTEMA CARDIOVASCULAR
Formação de Vasos de Sangue

A) Vasos sanguíneos extra-embrionários:

• O primeiro aparece na 3rd " semana, quando as necessidades nutricionais por difusão não são suficientes.
• As células mesenquimais na parede do saco vitelino, o cório e o talo de ligação proliferam e formam *aglomerados de células isoladas* (angioblastos).
• Forma-se um lúmen nos aglomerados e as células centrais desenvolvem-se em

as células sanguíneas primitivas, e as células periféricas achatam e formam o revestimento endotelial de pequenos vasos sanguíneos.
* Assim, os aglomerados de células na parede do saco vitelino dão origem aos vasos vitelinos, e os do córion dão origem aos vasos umbilicais.

B) **Vasos sanguíneos intra-embrionários**:

* Desenvolvem-se a partir de aglomerados de células angioblásticas na mesoderme esplâncnica, que adquirem um lúmen, unem-se e formam dois tubos endocárdicos do coração na extremidade cefálica do embrião.

* A cavidade celómica intra-embrvónica localizada sobre a porção central anterior do plexo desenvolve-se para a cavidade pericárdica.

* Outros aglomerados de células aparecem bilateralmente, paralelos e próximos da linha média do embrião, evoluem para duas aortas dorsais.

Desenvolvimento do coração

* Como resultado do rápido crescimento do cérebro e da cabeça dobrando os dois tubos endocárdicos do coração e a cavidade pericárdica tornam-se ventrais.
* Como resultado da dobragem lateral, os dois tubos endocárdicos fundem-se e formam um único tubo endocárdico.
* O tubo primitivo de desenvolvimento do coração cresce e preenche a cavidade pericárdica; irá formar o endocárdio do coração.
* A mesoderme esplâncnica que envolve o tubo do coração é diferenciada para formar o miocárdio e o pericárdio do coração.
* O tubo do coração é suspenso na cavidade pericárdica por uma dobra de tecido mesodérmico chamada pericárdio dorsal, que se perde cedo e forma-se uma passagem conhecida como o seio transverso do pericárdio.
* Aparecem duas constrições no tubo do coração, dividindo-o em três chambres de átrio, ventrículo e bulbo. O bulbo é contínuo com a aorta.
* Mais tarde, o seio venoso aparece como uma porção apertada do átrio, e recebe todas as veias do corpo, o tubo do coração é agora constituído por 4 câmaras:
1. Sinus venosus.
2. Atrium.
3. Ventrículo.
4. Bulbus.
* Como resultado do rápido crescimento do tubo do coração dentro da cavidade pericárdica, ele dobra-se e forma-se; um laço em forma de S. O bulbo forma o membro direito e o ventrículo forma o membro esquerdo.
* Forma-se uma quinta dilatação ao lado do bulbo conhecido como o *truncus arteriosus*.

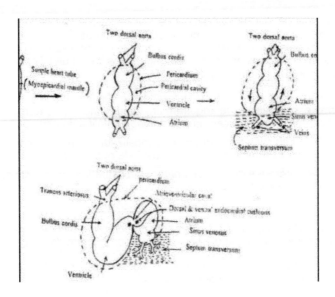

Figura (72): Diagramas que mostram as fases iniciais do desenvolvimento do coração

Mudanças internas no tubo do coração:
• Consiste em chifres direito e esquerdo, cada chifre recebe as seguintes veias:
1. Veia cardinal comum, a partir do corpo do embrião.
2. Veia vitelina, do saco vitelino.
3. Veia umbilical, a partir da placenta.

• A buzina direita predomina, e a abertura do seio venoso desloca-se para o lado direito do átrio, que é guardado por válvulas venosas direita e esquerda.
• A buzina direita é absorvida pela parede do átrio direito e forma a porção posterior lisa.
• A menor atrofia do corno esquerdo e desenvolve-se para o seio coronário e para a veia oblíqua do átrio esquerdo.
• A veia cardinal comum direita forma a metade inferior do veia cava superior.
• A veia vitelina direita forma a porção proximal da veia cava inferior.
• A veia umbilical direita é obliterada.
• As válvulas venosas direita e esquerda encontram-se acima e formam o septo superium, abaixo encontram-se e fundem-se com a almofada endocárdica dorsal.
• A parte superior da válvula venosa direita forma a crista terminalis, a sua parte inferior forma uma válvula de veia cava inferior.
• A válvula venosa esquerda funde-se com o lado direito do septo interatrial.

Desenvolvimento da Átria

O átrio único comunica com o ventrículo por um canal estreito chamado *canal atrio-ventricular*.

As almofadas ventral e dorsal aparecem no canal; logo se unem e formam o *intermediário do septo*, que divide o canal em canais direito e esquerdo. Mais tarde, cada canal é absorvido no átrio correspondente.

- *Septum primum*:

1. É um crescimento descendente a partir da parede do átrio único, dividindo-o em duas câmaras; direita e esquerda.
2. Tem forma de foice, a sua extremidade ventral atinge a almofada ventral, e a sua extremidade dorsal atinge a almofada dorsal na junção atrio ventricular.
3. A extremidade inferior do septum primum deixa uma abertura chamada ostium primum, a qual, comunidades dos átrios direito e esquerdo, é gradualmente reduzida e é finalmente fechada.
4. Antes do septum primum ser completamente fechado, uma série de perfurações aparece perto da sua extremidade craniana. Estas rapidamente se unem para formar ostium secundum (ou foramen ovale).

- *Septum secondum*:

o Desenvolve-se apenas à direita e paralelamente ao septum primum. Cresce para baixo para cobrir o foramen secondum apenas parcialmente.

o A pressão sanguínea no átrio direito é mais elevada que a esquerda, pelo que o sangue flui do átrio direito para o átrio esquerdo através do ostium secondum.

o Após o nascimento e estabelecimento da circulação pulmonar, a pressão arterial nos dois átrios torna-se igual e os dois septos fundem-se um com o outro. O septum primum forma a *fossa ovalis*, enquanto a borda do septum secundum forma o *annulus ovalis*.

- *Veias pulmonares*:

o Uma única veia pulmonar abre-se na parede dorsal do átrio esquerdo e à esquerda do septum primum.

o Mais tarde, o caule e os tributários da veia são absorvidos pela parede do átrio esquerdo, e assim quatro veias pulmonares abrem-se na parede dorsal do átrio esquerdo.

- *Componentes do átrio direito*:

1. Corno direito do sinus venosus (parte lisa).
2. Direita 1/2 do átrio primitivo (parte, grosseira).
3. Canal atrioventricular direito (parte lisa).

- *Componentes do átrio esquerdo*:

1. Esquerda 1/2 do átrio primitivo (parte rugosa).

2. Canal atrioventricular esquerdo (parte lisa).
3. Porções absorvidas de veias pulmonares (parte lisa).

Desenvolvimento dos Ventricles

O ventrículo primitivo e a parte proximal do cordão do bulbo participam na *formação dos ventrículos*. Um septo interventricular muscular cresce e separa-o em:
1. O ventrículo esquerdo primitivo.
2. O ventrículo direito primitivo.

• O septo interventricular muscular cresce desde o ápice do coração até às almofadas endocárdicas ventral e dorsal. Tem a forma de uma doença e os seus chifres prendem o forame interventricular na sua parte superior.

• Os dois ventrículos primitivos começam a dilatar-se pelo crescimento contínuo do miocárdio por fora e pela formação de trabéculas por dentro.

• O forame interventricular é fechado por membranas interventriculares septo do qual é derivado:
1. As almofadas atrioventriculares fundidas.
2. O septo proximal do bulbar.

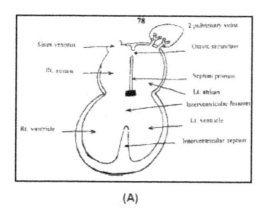

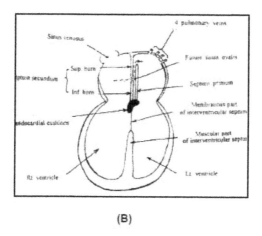

Figura (73): Diagramas (A) e (B) mostrando o desenvolvimento dos septos interarteriais e inter-ventriculares

A parte proximal do cordis do bulbo é dividida pelo septo proximal do bulbo em:

1. Infundibulum do ventrículo direito (parte lisa).
2. Vestíbulo aórtico do ventrículo esquerdo (parte lisa).

A parte distal do cordis do bulbo:
- Quatro almofadas endocárdicas aparecem no seu interior: ventral, dorsal,

direita e esquerda.

- As almofadas direita e esquerda alargam-se e unem-se cedo para formar o *septo distal do bulbar* que divide a parte distal do bulbar em *orifícios aórticos e pulmonares*. O resto das almofadas formam *as cúspides* das válvulas aórticas e pulmonares.

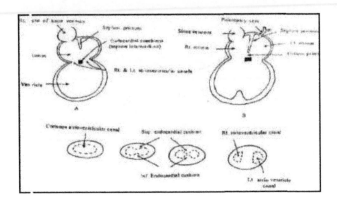

Figura (74): Diagramas que mostram as fases iniciais do desenvolvimento dos átrios direito e esquerdo

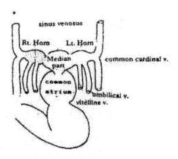

Figura (75): Diagrama mostrando os tributários do sinus venosus

Truncus Arteriosus

Um par de cristas opostas aparece no truncus arteriosus, elas alargam-se e ardilam para formar o *septo truncus (septo aorticopulmonar em espiral* que divide o truncus arteriosus na *aorta ascendente* e no *tronco pulmonar*.

Anomalias congénitas do coração:
A) defeitos do septo interatrial:
1 . Foramen ovale persistente.
2 . Persistente ostium primum.
3 . Agenesia do septo interatrial.
B) Defeitos do septo interventricular:
1. Forame interventricular patenteado.
2. Agenesia do septo interventricular.
C) A agenesia do truncus septum (septo aorticopulmonar) leva à persistência do truncus arteriosus.
D) Fallots tetralogy; consiste em:
1. Estenose pulmonar.
2. Hipertrofia do ventrículo direito.
3. Forame interventricular patenteado.
4. Sobreposição da aorta, pelo que retira sangue do ventrículo direito e esquerdo.
E) Anomalias das válvulas:
1. Atresia ou estenose.
2. Cúspide extra ou cúspide reduzida.
F) Anomalias da posição do coração:
1. Dextrocardia, o coração está do lado direito do peito.
2. Ectopia cordis, o coração é exposto no peito.
3. Posição elevada do coração devido a falha da sua descida.
G)Anomalias da aorta:
1 . Coarctação da aorta; constrição da aorta.
2 . Arco aórtico direito.
3 . Duplo arco aórtico.
4 . Artéria coronária em falta.
5 . Duas aortas dorsais no embrião.
- As 2 aortas ventrais unem-se e formam o *saco aórtico.*
- As duas aortas dorsais encontram-se atrás do intestino.
- Do saco aórtico ventral 6 arcos aórticos irradiam em torno da faringe (nos arcos faríngeos faríngeos) para alcançar a aorta dorsal; o 5th ' arco aórtico é rudimentar e desaparece

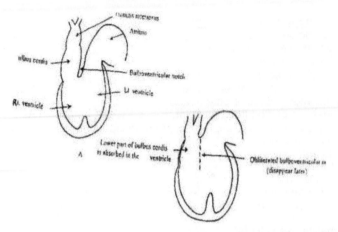

Figura (76): Diagramas que mostram a absorção da parte inferior do cordis do bulbo

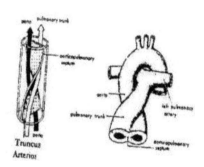

Figura (77): Diagramas que mostram o desenvolvimento do truncus arteriosus
O destino dos arcos aórticos:
O primeiro: Desaparecer.
O segundo: Desaparece excepto uma pequena parte que forma a *artéria estapediana*. *A terceira*: Forma a *carótida comum* e a parte proximal da carótida interna, a carótida externa surge como um rebento da carótida interna.
A quarta:
a) No lado direito: forma a *artéria subclávia*.
b) Do lado esquerdo: faz parte do arco da aorta entre a carótida comum esquerda e a artéria subclávia esquerda.
O quinto: Desaparece de ambos os lados.
O sexto:
a. No lado direito: a parte ventral forma a artéria pulmonar direita enquanto a sua parte dorsal desaparece.
b. Do lado esquerdo: a parte ventral forma a artéria pulmonar esquerda

enquanto que a sua parte dorsal forma o *ducto arteriosus.*
- *A extremidade superior do saco aórtico* está dividida em chifres direito e esquerdo. O chifre direito dá a artéria inominada. O saco e a buzina esquerda formam parte do arco da aorta.

Componentes da aorta:

A) A aorta ascendente é formada a partir do truncus arteriosus.
B) O arco da aorta é formado a partir de:
1. Saco aórtico e a sua buzina esquerda. 2.4.
arco aórtico do lado esquerdo. 3.Parte da aorta dorsal esquerda.
C) A aorta descendente é formada desde a aorta dorsal caudal esquerda até à aorta caudal 6th ' aorticarca .

Destino da aorta dorsal direita e esquerda:

1. A porção craniana do arco aórtico 3rd forma a parte distal da artéria carótida interna de ambos os lados.
2. A porção entre os 3^{rQ} e 4th arcos aórticos desaparece de ambos os lados.
3. A poção entre os 4th ' e 6th forma arcos aórticos:
a) No lado direito: parte da artéria subclávia direita,
b) No lado esquerdo: parte do arco da aorta.
4. A porção distal ao arco aórtico 6th :
a) No lado direito: degenerar.
b) No lado esquerdo: forma a aorta descendente.

Relação entre o nervo larvar recorrente e os arcos aórticos:
O arco faríngeo 6th é fornecido pelo nervo laríngeo recorrente do vagus.
No lado direito:
1. O arco aórtico 5th desaparece.
2. A parte posterior do arco aórtico de 6' desaparece, pelo que o nervo laríngeo recidivante direito anzola-se abaixo da artéria subclávia direita. **No lado esquerdo**:
1. O arco aórtico 5th desaparece.
2. A parte posterior do arco aórtico 6th forma a arteriose do ducto, pelo que o nervo laríngeo recorrente esquerdo se agarra abaixo do ducto arterioso e do arco da aorta.

Ramo da aorta:

A) Artérias esplâncnicas ventrais (intestino de abastecimento):
1. Coeliac: artéria do primeiro plano.
2. Mesentérica superior: artéria do meio do intestino.
3. Mesentérica inferior: artéria do intestino delgado.

D) Artérias esplâncnicas laterais:
Eles fornecem os rins, gónadas e glândulas supra-renais.
1. Artéria renal.
2. Artérias testiculares ou ovarianas.
3. Artéria suprarrenal.
c) Artérias somáticas;
• São ramos emparelhados, que passam lateralmente entre os somitos nas regiões cervical, torácica e lombar.
• Dividem-se em ramos ventral e dorsal e abastecem a parede do corpo, estas artérias são:
1. Sete artérias somáticas cervicais: as 6 artérias superiores desaparecem e a artéria 7^{tt} forma a artéria subclávia.
2. Artérias intercostais e subcostais no tórax.

3. Artérias lombares no abdómen, a artéria 5th lombar dá a artéria ilíaca cornum.
- Numerosas anastomoses ligam as artérias somáticas da seguinte forma: a anastomose ventral é representada pela torácica interna (mamária), epigástrica superior e epigástrica inferior.
1. A anastomose pré-costal é representada pelas artérias cervicais ascendentes e intercostais superiores.
2. A anastomose pósostal é representada pela parte 2nd da artéria vertebral.
3. A anastomose pós-transversa é representada pela artéria cervical profunda.

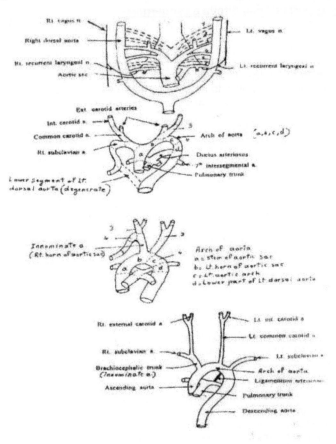

Figura (78): Diagramas que mostram os derivados dos arcos aórticos

Artérias dos membros

A) **Artérias do membro superior:**
- A artéria 7th somática *(intersegmental)* da aorta dorsal fornece o botão do

membro superior e é conhecida como a artéria axial.
• Forma as artérias subclávia, axilar, braquial e anterior interósseas. Mais tarde, o resto das artérias surgem das anteriores; mediana, interóssea posterior, radial e ulnar.

B) **Artérias do membro inferior:**
• A artéria axial é derivada da artéria lombar intersegmental 5th ', que é representada como a extremidade distal da ilíaca interna (artéria ciática).
• A artéria axial degenerou e os seus restos são a parte inferior glútea, ciática, poplítea e distal das artérias peroneais.
• O fornecimento arterial definitivo do membro inferior é feito pela artéria ilíaca externa.

E) **Artérias umbilicais:**
• Aparecem como continuação da aorta dorsal.
• A parte proximal da artéria umbilical degenera, enquanto que a sua parte distal permanece.
• As artérias umbilicais juntam-se às 5th artérias lombares inter-segmentais.
• O caule da artéria inter-segmental 5th da madeira forma a artéria ilíaca comum, a sua extremidade distal dá:
a) A artéria axial para o membro inferior.
b) Ramos das vísceras pélvicas.

Desenvolvimento das veias

As veias do embrião estão divididas em:
1. Veias viscerais.
2. Veias somáticas.
As veias viscerais incluem:
1. Duas veias umbilicais.
2. Duas veias vitelinas.

As veias umbilicais:
• Há duas veias, direita e esquerda.
• Transportam sangue oxigenado desde a placenta da mãe até ao seio venoso do embrião.
• A veia direita degenera enquanto a veia esquerda permanece, após o nascimento; a veia esquerda é obliterada e forma o ligamentum teres.

As veias vitelinas:
• Começam nas paredes do saco vitelino como duas veias; correm para cima ao longo do antebraço, através do septo, do travesso e terminam no seio venoso.
• Cada veia é dividida pelo fígado em crescimento e no travesso do septo em 3 segmentos:

1. Os segmentos superiores dão as veias hepáticas. Parte da C.V.I.
2. Segmentos intermédios formam os sinusóides do fígado e do ducto venoso.
3. Segmentos distais formam a veia do portal.

As veias somáticas:
Surgem na parede do corpo do embrião, e incluem as veias cardeais que consistem em:
1. **Veias cardeais anteriores**: elas formam:
a) No lado direito: I.J.V., veia inominada direita e parte superior da S.V.C.

b) No lado esquerdo: I.J.V., a veia inominada esquerda é desenvolvida como uma anastomose transversal entre as 2 veias cardeais anteriores, veias.
2. **Veias cardinais comuns:** elas formam:
a) No lado direito: parte inferior da S.V.C
b) No lado esquerdo: veia oblíqua do átrio esquerdo.
3. **Veias cardeais posteriores:**
Degeneram-se e são substituídas por veias supracardinais e subcardinais, que estão ligadas por várias anastomoses que se formam: veia ilíaca comum esquerda, extremidade inferior da I.V.C., veia renal esquerda, veia suprarrenal, veia testicular ou ovariana.
Formação da veia cava superior:
1. Acima da veia ázigos é formada pela veia cardeal anterior direita.
2. Por baixo da veia ázigos é formada pela veia cardinal comum direita.
Formação da veia cava inferior:
É formado de baixo para cima, como se segue:
1. A extremidade inferior junto às veias cardeais posteriores.
2. Segmento pós renal pela veia supracardinal direita.
3. Segmento renal pela anastomose entre o supra direito e o lateral veias subcardinais.
4. Segmento prerenal pela veia subcardinal direita.
5. Segmento hepático pela veia subcardinal direita.
6. Segmento terminal pela veia da linha de vitela direita.

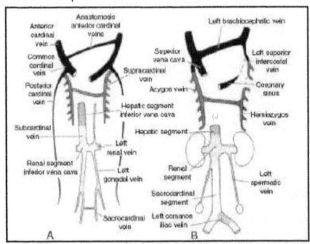

Figura (79): Desenvolvimento da veia cava inferior, veia ázigos, e veia cava superior. A. Sétima semana. A anastomose situa-se entre os subcardinais, supracardinais, sacrocardinais, e os cardeais anteriores. B. O sistema venoso ao nascimento mostrando os três componentes da veia cava inferior.

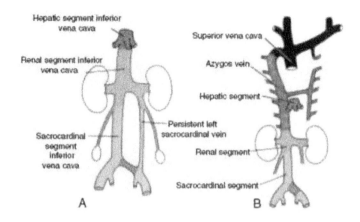

Figura (80): A. Dupla veia cava inferior ao nível lombar resultante da persistência da veia sacrocardinal esquerda. B. Ausência de veia cava inferior

A metade inferior do corpo é drenada pela veia ázigos, que entra na veia cava superior. A veia hepática penetra no coração no local da veia cava inferior.

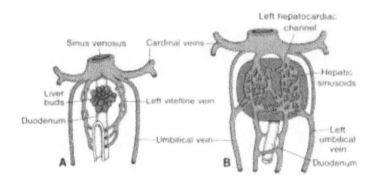

Figura (81): Desenvolvimento das vitelinas e veias umbilicais durante a (A) quarta e (B) quinta semana. Notar o plexo em torno do duodeno, formação dos sinusóides hepáticos, e iniciação de shunts esquerda-direita entre as veias vitelinas.

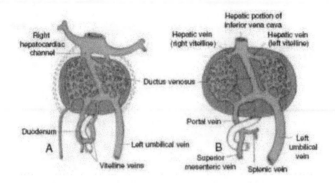

Figura (82): Desenvolvimento de vitelas e veias umbilicais no (**A**) segundo e (**B**) terceiro meses. Nota-se a formação do ducto venoso, veia porta, e porção hepática da veia cava inferior. As veias mesentéricas
esplénica
e superior entram na veia porta.

Circulação fetal

Fonte de sangue oxigenado:

- O sangue oxigenado chega ao feto a partir da placenta através da veia umbilical esquerda.
- A veia umbilical esquerda atinge o fígado do feto e junta-se ao ramo esquerdo da veia portal. Um canal chamado ductus venosus transporta o sangue oxigenado para a veia cava inferior.
- O sangue no I.V.C. do feto é misturado como se segue:
1. Sangue oxigenado da veia umbilical esquerda.
2. Sangue venoso dos órgãos fetais.
- O átrio direito do feto recebe:
1. Sangue misturado do I.V.C.
2. Sangue venoso do S.V.C.
- O sangue no átrio direito passa em duas correntes:
1 . O fluxo maior passa pelo forame oval para o átrio esquerdo; ventrículo esquerdo, aorta e distribuído pelos órgãos do corpo.

2 . O pequeno riacho passa para o ventrículo direito e tronco pulmonar, a partir de
o tronco pulmonar, o sangue é distribuído asfolhos:
a) Pequena quantidade, para o tecido pulmonar que não funciona.
b) Uma quantidade maior passa através do ducto arteriosus para a aorta descendente.
- O sangue venoso do feto passa para trás até à placenta para ser oxigenado novamente através de duas artérias umbilicais.

Alterações na circulação fetal à nascença:

1. Após o nascimento, inicia-se a respiração e os pulmões expandem-se e o ducto arteriosus sofre um colapso. O sangue nas artérias pulmonares é sugado nos pulmões, e regressa dos pulmões para o átrio esquerdo através das veias pulmonares.
2. As duas artérias umbilicais comidas contraíram-se, a veia umbilical esquerda e o ducto venoso estão contraídos.
3. A pressão nos dois átrios torna-se igual e o septo primum e secundum fuse e foramen ovale está fechado.

Remédios da circulação fetal:

1. As artérias umbilicais obliteradas formam os ligamentos umbilicais laterais.
2. A veia umbilical esquerda obliterada forma os ligamentum teres do fígado.
3. O ducto venoso obliterado forma o ligamentum venosum do fígado.
4. A arteriose do canal obliterado forma o ligamentum arteriosum. 5.Septum primum forma o chão de fossa ovalis, septum secundum forma o annulus ovalis (margem de septo primum).

Algumas anomalias congénitas dos vasos sanguíneos:
- Os vasos sanguíneos apresentam anomalias congénitas variáveis sob a forma de sítio de divisão ou curso anormal, aqui alguns exemplos destas anomalias congénitas.

1. A artéria axilar divide-se em artérias radiais e ulnares.
2. Ausência de artéria femoral e é substituída pela artéria glútea inferior.
3. Dupla veia cava superior.
4. Dupla veia cava inferior.

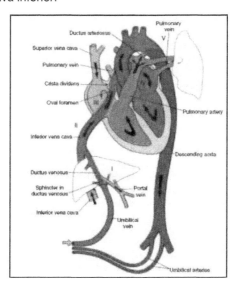

Figura (83): Circulação fetal antes do nascimento. *Setas*, direcção do fluxo sanguíneo. Nota onde o sangue oxigenado se mistura com sangue desoxigenado: no fígado (*I*), na veia cava inferior (*II*), no átrio direito (*III*), no átrio esquerdo (*IV*), e na entrada do ducto arterioso na aorta descendente (*V*).

Desenvolvimento do Sistema Linfático

Os vasos linfáticos desenvolvem-se formando células mesenquimais achatadas ao longo dos principais troncos venosos. Em seguida, os vasos linfáticos formam seis sacos linfáticos:
1. Jugular emparelhada.
2. Saco retroperitoneal na raiz do mesentério.
3. Cisterna chili.
4. Sacos ciáticos emparelhados.

O destino dos sacos linfáticos:
1. Os sacos jugulares anastomose com o cisterna chyli para o *ducto torácico*.
2. Os vasos linfáticos periféricos crescem a partir dos sacos linfáticos para os vários tecidos.
3. Alguns sacos são substituídos por *gânglios linfáticos,* que surgem como plexos linfáticos e células mesenquimais, uma cápsula de tecido conjuntivo envolve os gânglios linfáticos e os vasos linfáticos que entram e saem pelo hilo.

DESENVOLVIMENTO DO SISTEMA NERVOSO

- As células ectodérmicas na linha média diferenciam-se em células colunares conhecidas como neuroectodérmicas que formam a placa neural ao longo do embrião.
- A placa neural aprofunda-se para formar a ranhura neuronal que é delimitada de ambos os lados pelas *pregas neurais*.
- Os bordos dos neuralfolds fundem-se uns com os outros para formar o *tubo neural*.
- As aberturas anterior e posterior do tubo fecham e chamam-se orneuropores anterior e posterior).
- A extremidade cefálica do tubo neural expande-se para formar o cérebro enquanto a extremidade caudal permanece estreita para formar a medula espinal.
- As células que se encontram na linha de fusão das margens dorsais da ranhura neural formam a *crista neural* que dá origem a uma estrutura importante.

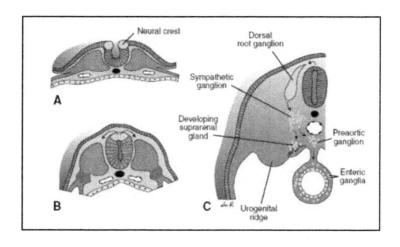

Figura (84): A-C. Secções transversais através de embriões sucessivamente mais velhos mostrando a formação da ranhura neural, tubo neural, e crista neural. As células da crista neural, migram das bordas das pregas neurais e desenvolvem-se em gânglios sensoriais espinhais e cranianos **(A-C).**

Desenvolvimento do cérebro

• Aparecem duas constrições na extremidade cefálica expandida do tubo neural que o dividem em três partes ou vesículas, como se segue :
1. O cérebro dianteiro (prosencéfalo).
2. O meio-cérebro (mesencéfalo).
3. O rombencéfalo (rabomboncephalon).

• Aparecem duas vesículas ópticas no antebraço que dão origem às bolas dos olhos. Em seguida, o antebraço é subdividido em uma porção mediana e duas porções laterais.

• A porção mediana do forencéfalo é chamada diencéfalo; dá origem ao tálamo e à parte posterior do hipotálamo.

• As duas porções laterais são chamadas vesículas telencéfalas; elas dão ascensão aos dois hemisférios cerebrais e à parte anterior do hipotálamo.

• O rombencéfalo (rhombencephalon) está subdividido em:
1. Porção superior (metencéfalo) que dá ascensão aos *pons e ao cerebelo*.
2. Porção inferior (mielencéfalo) que dá origem à *medula oblonga*.

- Uma constrição (istmo) aparece entre o meio do cérebro (mesencéfalo) e a porção superior do rombencéfalo (metencéfalo).

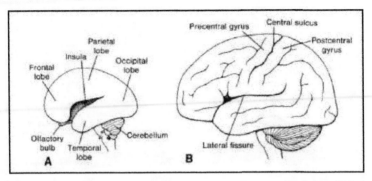

Figura (85): Diagramas que mostram o desenvolvimento dos hemisférios cerebrais

Cavidades do cérebro:
A cavidade do tubo neural nas diferentes regiões do cérebro em desenvolvimento dá origem às cavidades do cérebro como se segue:
1. A cavidade de cada porção lateral do antebraço (vesícula telencéfala) expande-se para formar o ventrículo lateral.
2. A cavidade da porção média do forencéfalo (diencéfalo) expande-se para as formas 3rd ventrículo.
3. A cavidade do meio-cérebro (mesencéfalo) permanece pequena e forma o aqueduto do meio-cérebro.
4. Cavidade do rombencéfalo (rhombencephalon) expande-se para formar o ventrículo $4.^{th}$

Flexões do cérebro em desenvolvimento:
1. A primeira flexão (flexão cefálica) ocorre na junção do cérebro anterior e médio, é côncava ventralmente.
2. A segunda flexão (flexão cefálica) ocorre na junção do cérebro e da medula espinal devido à flexão da cabeça na sua junção com o pescoço, é côncava ventralmente.
3. A terceira flexão (flexão cefálica): é a última a aparecer e é ventral na posição, é dorsal côncava.

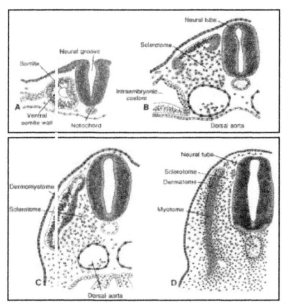

Figura (86): Diagramas que mostram o desenvolvimento do tubo neural.

Desenvolvimento do Forebrain

No início, o tubo neural consiste numa única camada de células que proliferam e a parede lateral do tubo é engrossada e diferencia-se em três camadas:
1. Camada interior (ependymal).
2. Camada (manto)média.
3. Camada exterior (marginal).

• As duas paredes laterais estão ligadas por placas de telhado e chão, a parte mais anterior da placa do telhado chama-se *terminalis de lâmina*.
• O cérebro anterior cresce ventralmente e dá origem a duas diverticulae laterais, chamadas vesículas telencéfalas e uma porção mediana chamada diencéfalo.
• Os dois telencéfalos dão origem aos hemisférios cerebrais.
• O diencéfalo dá origem ao tálamo e à parte posterior do hipotálamo.

Telencéfalo (hemisfério cerebral):
• As vesículas telencéfalas crescem para cima para a frente e para trás. A cavidade de cada vesícula expande-se para formar as vesículas laterais que estão ligadas ao terceiro ventrículo por um largo forame interventricular.
• No início do desenvolvimento, a parede do telencéfalo é constituída por três camadas:
1. Camada Ependymal (interior).

2. Camada mantélica (do meio).
3. Camada marginal (exterior).
• Algumas das células da camada do manto migram para o exterior para formar a matéria cinzenta do córtex cerebral. Outras células permanecem na sua posição para formar o corpus striatum.
• Cada hemisfério está dividido em três partes:
1. Porção superior do neopálio; dá origem ao hemisfério visível.
2. A porção média dá origem ao rinencéfalo.
3. A parte inferior dá origem ao corpus striatum.
- A parede medial de cada hemisfério torna-se muito fina, projecta-se na cavidade da lateral do ventrículo lateral como a tela choroidae do ventrículo lateral.
A linha de invaginação é conhecida como fissura.

1. A porção superior (neopálio ou hemisfério cerebral):
• O hemisfério cerebral oval cresce e expande-se em todas as direcções e sobrepõe-se ao tronco cerebral e ao cerebelo.
• O pólo anterior cresce para a frente e o lóbulo frontal.
• O pólo posterior original cresce para baixo e para a frente para formar o lóbulo temporal e surge um novo pólo posterior. Assim, quatro são formados frontal, parietal, temporal e occipital.
• No final do 3rd. mês, a superfície lateral do hemisfério cerebral é lisa. Apresenta apenas uma ligeira depressão em frente do lobo temporal que se sobrepõe e se converte em sulco cerebral lateral e o seu chão forma a ínsula.
• A matéria cinzenta aumenta mais rapidamente do que a matéria branca por baixo dela, de modo que o córtex é dobrado em gyri separado um do outro por sulcos.
• Ao nascer o volume do cérebro é 25% do volume do seu adulto, a maior parte do aumento de peso ocorre durante o 1st. ano (cerca de 75% do seu peso adulto).

2. A porção do meio (rinencéfalo):
- A sua parte anterior forma o bolbo olfactivo e o tracto, enquanto a sua parte posterior forma a substância perfurada anterior e a área paraolfactory.

3. A porção inferior (corpus striatum) :
• As restantes células do manto na porção basal inferior do hemisfério cerebral proliferam e incham no chão do ventrículo lateral.
• Tornam-se separados em duas partes principais: lateral e medial. A porção lateral forma o núcleo lentiforme e a porção medial forma o núcleo caudado.
• Anteriormente, os dois núcleos estão ligados um ao outro. Posteriormente, são separados pelas fibras em crescimento do córtex que formam a cápsula interna.
• O núcleo lentiforme é diferenciado numa porção lateral, o *putamen* que contém células escuramente coradas semelhantes às do núcleo caudado, e células mediais ligeiramente coradas, o *globus pallidus*.

Diencephalon:

- É a porção média do cérebro em desenvolvimento; dá origem ao *tálamo* e à parte posterior do *hipotálamo*.
- Cada diencéfalo consiste em duas paredes laterais ligadas por um telhado e placas de chão.
- Um sulco aparece na parede lateral chamado sulco hipotalâmico. Dorsal a ele forma-se o tálamo e abaixo dele forma-se o hipotálamo.
- As células dorsais ao hipotálamo sulcus proliferam para formar o tálamo. Os dois thalamis aumentam e a cavidade entre eles é estreita e forma o ventrículo 3rd. Os thalamis tornam-se aderentes um ao outro pela *ligação intertalâmica*. Os corpos medial e lateral do geniculado surgem abaixo do tálamo.
- A parte anterior da placa do telhado é invaginada pelo plexo coróide do 3rd. ventrículo, enquanto que a parte posterior dá origem ao corpo pineal.
- A parte do chão participa na formação do hipotálamo que consiste no tubérculo cinéreo, infundíbulo e corpos mamilares, e o lobo posterior da glândula pituitária.

Desenvolvimento do tronco encefálico
- O cérebro é formado pelo meio do cérebro, pons emedulla oblongata.
- A parede do tronco cerebral é formada por 3 camadas de dentro para fora como se segue camadas edendymal, manto e marginal.
- O sulco limitante aparece dentro da parede lateral do tronco cerebral e divide-o em lâmina anterior ou basal e lâmina posterior ou aiar.
- As duas laminas de alarme movem-se lateralmente em vez de se deitarem posteriormente, o que leva a

1. Alongamento da placa do telhado e expansão da cavidade do cérebro para formar o 4th. Ventrículo.
2. As células das laminas basais e de alarme tornam-se organizadas em colunas que formam os vários núcleos dos nervos cranianos no tronco cerebral.

- As colunas da lâmina basal são colunas eferentes motoras e estão dispostas de forma medial a lateral como se segue:

1. **Coluna somática eferente**: é formada pelos núcleos que fornecem os músculos somáticos, são estes núcleos: 3rd, 4th núcleos (midbrain), 6th. Núcleo (pons) e 12th. Nuleus (medula oblongata).

2. **Coluna especial eferente visceral**: é formada pelos núcleos que músculos de fornecimento, derivados dos arcos faríngeos faríngeos, são estes núcleos: 5th & 7th núcleos (pons), e 9th, 10th & 11th núcleos motores representados pelo núcleo ambigus no nucleusmedulla oblongata.

3. **Coluna eferente visceral geral**: é formada pelos núcleos

parassimpáticos, estes núcleos são:
- Núcleo Edinger-Westephal de 3rd nervo(Midbrain).
- Núcleo salivar superior de 7th nervo(pons).
- Núcleo salivar inferior de 9th nervo(Medulla oblongata).
- Núcleo dorsal da vagina (Medulla oblongata)
- As colunas da lâmina de alarme são colunas sensoriais aferentes e estão dispostas de medial para lateral como se segue:

1. **Coluna aferente visceral geral**: é representada por uma parte do núcleo dorsal da vagina.
2. **Coluna visceral aferente especial** : é representada por uma parte do núcleo dos solitários do tracto que recebe a sensação gustativa da língua e epiglote através de 7th, 9th & 10th nervos.
3. **Aferente somático geral:** recebe a sensação geral e proprioceptiva da cabeça e do rosto através dos principais núcleos sensoriais, espinais e mesencefálicos do nervo trigémeo.
4. **Aferente especial somático:** recebe a sensação auditiva através do nervo 8.th

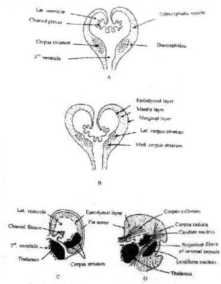

Figura (87): Diagrama que mostra o desenvolvimento do cérebro

Desenvolvimento do Cerebellum
- I t é formado pela proliferação de células na placa de alarme dos pons. Elas formam dois inchaços arredondados que se projectam medialmente na cavidade do ventrículo 4th . Formam o cerebelo mais primitivo (Archicerebellum) que se preocupa com o equilíbrio. É representado no

cerebelo adulto pelo lobo lingual e floculonodular.
• A parte medial de cada inchaço forma o vermis futuro enquanto a parte lateral forma o hemisfério cerebelar. O verme futuro de cada lado cresce e funde-se com o do lado oposto para formar um verme mediano.
• No terceiro mês, o hemisfério cerebelar cresce em tamanho, dividido pelo fissuras na prima em partes: o lóbulo anterior na frente e o posterior atrás.
• O lóbulo anterior (ou paleocerebelo) recebe as vias spino-cerebelares e preocupa-se com o músculo. É representado no cerebelo adulto pelo *lóbulo central, culmen, úvula e pirâmide*.
• O lobo médio (ou neocerebelnm) está por detrás da fissura principal e preocupa-se com o controlo dos movimentos voluntários. É representado no cerebelo adulto pelo maior dos dois hemisférios cerebrais.

Histogénese do cerebelo:
• As células do cerebelo diferenciam-se em três camadas típicas: interior (ependymal), média (manto) e exterior (marginal).
• As células da camada do manto migram para a superfície exterior para formar o *córtex cerebelo*. As outras células permanecem na sua posição para formar o *núcleo denteado*, e outros *núcleos cerebelares*.
• Nos 3rd, 4th e 5th meses, o córtex cerebelar cresce mais rapidamente do que as camadas mais profundas, de modo a que as fissuras e os lóbulos se formem

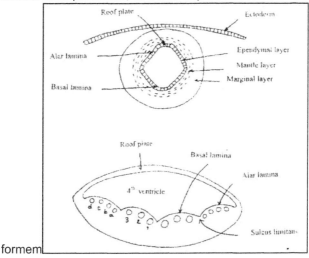

Figura (88): Diagramas que mostram o desenvolvimento do tronco cerebral

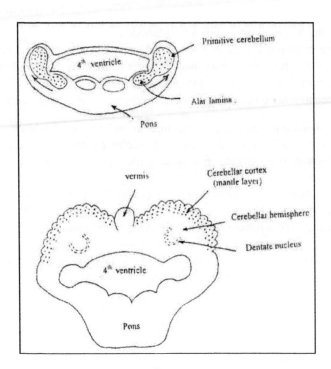

Figura (89): Diagramas que mostram o desenvolvimento do cerebelo.

Desenvolvimento da medula espinal
• O tubo neural é formado por uma única camada de células que proliferam e a parede lateral do tubo é espessada e as suas células são diferenciadas em três camadas: interior (ependymal), intermédia (manto) e exterior (marginal).
• As paredes laterais grossas são unidas na linha do meio por um telhado fino e placas de pavimento.

• A camada ependial é formada por células ciliadas colunares que revestem o canal central da medula espinal; algumas das suas chamadas migram para a camada mantélica.
• A camada do manto é formada por espongioblastos e neuroblastos que formam a matéria cinzenta da medula espinal.
• A camada marginal é invadida pelas várias vias e que formam a matéria branca da medula espinal.
• O telhado e as placas do chão são formados apenas por uma camada ependial.
• A cavidade da medula espinal é inicialmente oval em contorno oval e depois torna-se em forma de diamante.
• Um sulco aparece na parede lateral chamado *sulcus limitans,* divide a

parede lateral do tubo neural em: *laminas basais e de alarme*.
• A lâmina basal é ventral em posição; as suas células nervosas formam as células nervosas motoras dos cornos anterior e lateral da medula espinhal.
• A lâmina de alarme é dorsal em posição; as suas células nervosas formam as células sensoriais do corno póstero-posterior da medula espinhal.
• As células da camada do manto na região da lâmina basal proliferam e formam o chifre anterior.
• As células da camada do manto na região da lâmina de alarme proliferam e formam o corno posterior da matéria cinzenta.
• As células da camada do manto na região da lâmina basal na região torácica e da madeira superior proliferam e formam o chifre lateral.
• O canal central da medula espinal é estreitado e torna-se pequeno em tamanho.
• À medida que os botões dos membros aparecem, aparecem as ampliações cervicais e lombares da medula espinal.
• No início do desenvolvimento, a medula espinal ocupa todo o comprimento do canal vertebral. Após o 3rd. mês, a coluna vertebral cresce mais rapidamente do que a medula espinhal. Ao nascer, a extremidade inferior da medula espinhal encontra-se em frente de 3rd. vértebra de madeira, em adulto; encontra-se em frente da borda inferior da 1st.ou da borda superior da 2nd. vértebra de madeira.

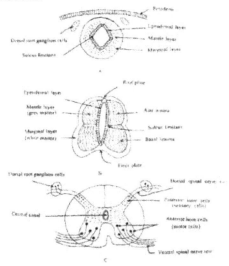

Figura (90): Diagramas que mostram o desenvolvimento da medula espinal

Crista Neural
medida que as bordas das pregas neurais se fundem para formar, o tubo

neural, as células na junção neuroectodérmica proliferam para formar duas massas longitudinais chamadas cristas neurais.
As cristas neurais encontram-se atrás e atrás e em ambos os lados do tubo neural.

O destino da crista neural:
A) A parte craniana dá origem aos gânglios dos 5, 7, 8, 9, 10 nervos cranianos.
B) A parte caudal dá origem aos gânglios da coluna vertebral primitiva, que migram lateralmente e ventralmente para darem:
1. Corpo carotídeo no pescoço.
2. Medula adrenal no abdómen.
3. Gânglios para-aórticos (renais e celíacos) que jazem ao longo da aorta abdominal.
4. Gânglios simpáticos.
5. Gânglios parassimpáticos.
6. Gânglios espinhais.
7. A pia e o aracnoidmater.

Meninges
- A dura-máter é desenvolvida a partir da mesoderme em torno do tubo neural.
- A aracnoidea pia mater é desenvolvida a partir do ectoderme e pode ser pela crista neural.

Nervos Cranianos
- O desenvolvimento dos nervos cranianos, excepto os 1 e 2nd, é semelhante ao dos nervos espinais.
- Os nervos cranianos motores surgem dos axônios dos núcleos nervosos cranianos no cérebro médio e no cérebro traseiro.
- Os nervos cranianos sensoriais surgem dos processos centrais das *células ganglionares* encontradas ao longo do curso dos nervos cranianos. Estes gânglios desenvolvem-se a partir da parte superior da crista neural. Estes processos centrais atingem o cérebro traseiro, enquanto os processos periféricos das células ganglionares a partir dos troncos dos nervos sensoriais.

Fibras Comissurais no Cérebro

- Os terminais da lâmina são a parte mais anterior do tubo neural, e formam a única ligação directa entre as duas vesículas cerebrais (hemisférios).
- As porções adjacentes das duas vesículas cerebrais em redor da laminalis engrossam e fundem-se para formar a placa comissural na qual passam as fibras comissurais tais como o quiasma óptico, hipocampal, comissura anterior, comissura posterior e corpus callosum.

Anomalias congénitas

1- Anencefalia: formação defeituosa da tampa do crânio associada à paragem do desenvolvimento dos hemisférios cerebrais.
2- Microcefalia: cérebro pequeno anormal. 3- Hidrocefalia: cérebro grande anormal.
4- Meningocele: hérnia das meninges através do crânio.

5- Encefalocele: hérnia do cérebro através de um adepto no crânio.
6- Spina bifida: devido à fusão incompleta das laminas das vértebras, de modo que as meninges e a medula espinal podem sobressair formando uma pequena massa no dorso, especialmente na região lombossacral.

DESENVOLVIMENTO DOS ÓRGÃOS DOS SENTIDOS ESPECIAIS

Desenvolvimento do Olho

- Duas vesículas ópticas aparecem como duas diverticulae laterais dos lados do forebrain.
- A parte distal da vesícula óptica expande-se para formar o globo ocular, enquanto a parte proximal permanece estreita formando o talo óptico que mais tarde forma o nervo óptico.
- A parede exterior da vesícula óptica é invaginada formando o copo óptico que consiste em duas camadas, exterior e interior. Aparece uma ranhura na superfície inferior do copo óptico e uma fissura coróide do talo, que mais tarde é fechada.

Desenvolvimento da retina:
- A parede exterior do copo óptico adquire um pigmento e forma o epitélio pigmentado a retina
- As células das camadas neuroblásticas internas. A camada exterior dá origem às hastes e cones, enquanto a camada interior dá origem à camada de células ganglionares.

Desenvolvimento da lente :
- O ectoderme de superfície oposta à vesícula óptica invaginada é engrossada para formar o placódio da lente.
- O Apit aparece no placode da lente, e depois forma uma vesícula que se move ligeiramente para se deitar dentro da borda do copo óptico.
- As células da parede posterior da lente são alongadas para formar as fibras primitivas da lente que correm da parede posterior para a parede anterior da lente.
- O crescimento do comprimento ocorre através da adição de novas fibras a partir das células da região equatorial.
- A formação de novas fibras continua, mesmo na velhice.

Desenvolvimento da córnea:
- O ectoderme de superfície dá origem ao epitélio de superfície da córnea.
As células mesodemais estendem-se entre a lente e o epitélio de superfície para formar o endotélio de Descemet e o substrato proprio da córnea.
- A córnea é transparente desde as primeiras fases de desenvolvimento.

Desenvolvimento da íris:
- É o desenvolvimento a partir da porção anterior do copo óptico e da mesoderme que o cobre.
- O ectoderme neural dá origem aos músculos esfíncteres e papilas

dilatadoras, a mesoderme à sua frente forma o estroma e os vasos da íris.
Desenvolvimento do corpo ciliar:
• A porção anterior do copo óptico e a camada externa pigmentada formam o epitélio do corpo ciliar, enquanto a mesoderme forma o estroma, o músculo ciliar e os vasos do corpo ciliar.
Desenvolvimento da esclerótica e do coróide:
• Surgem como uma condensação de mesoderme em torno do copo óptico semelhante à dura-máter.
Desenvolvimento das pálpebras:
• Aparecem como duas dobras ectodérmicas contendo mesoderme por cima e por baixo do olho.
• Fundem-se no 3rd. mês e depois separam-se no 7th mês.
• Os botões de células ectodérmicas crescem e ramificam-se a partir da margem da tampa formando glândulas de pálpebras.
Desenvolvimento do aparelho lacrimal:
• A glândula lacrimal aparece como botões ectodérmicos da parte superior e exterior do saco conjuntival. Os gomos ramificam-se para formar os ductos e os ácinos da glândula lacrimal.
• O saco e a conduta lacrimal surgem de uma coluna sólida de células ectodérmicas no local de reunião do processo maxilar e do processo nasal lateral.
• As células centrais da coluna sólida degeneram-se e forma-se um lúmen. A sua parte superior expande-se para formar o saco lacrimal, enquanto a sua parte inferior forma o
nasolacrimal duct.
• As células epiteliais do cordão aparecem na parte medial das tampas oculares, e depois tornam-se canalizadas e abertas no saco lacrimal para formar os canalículos lacrimais.
• No início do desenvolvimento, os globos oculares projectam-se de ambos os lados da cabeça, e depois movem-se para a frente para permitir a visão binocular.

Anomalias congénitas
1. Olho pequeno (microphthalmia).
2. Olho ausente (microphthalmia).
3. Ausência de lente (afáquia).
4. Único olho mediano (ciclopia).

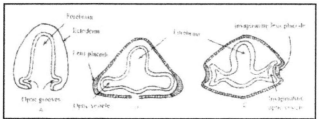

Figura (91): Secções transversais no forebrain mostrando ranhuras teópticas, vesículas ópticas e placode de lentes

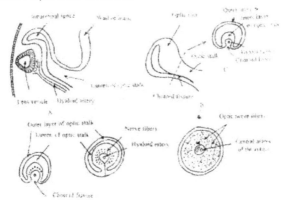

Figura (92): Diagramas mostrando o copo óptico, vesícula da lente do talo óptico
(A&B). secções transversais mostrando a transformação do talo óptico em nervo óptico (C,D,E&F)

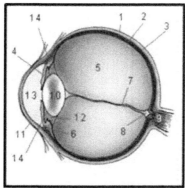

1. Retina
2. Choroid
3. Sclera

4. Íris
5. Corpo vítreo
6. Corpo ciliar
7. Artéria hialóide
8. Papila óptica
9. Nervo óptico
10. Lente
11. Córnea
12. Processo Ciliar
13. Câmara Anterior
14. Câmara Posterior

Figura (93): Secção antroposterior através do olho do olho de quatro meses deembryo.

Desenvolvimento do ouvido

• Uma placa ectodérmica espessada conhecida como placódio auditivo aparece ao longo do lado do rombencéfalo. Mais tarde, o placódio auditivo é deprimido para formar o poço auditivo, que se torna fechado e forma o otocisto.

• O otocisto alonga-se em direcção dorsiventral. A sua parte ventral enrosca-se para formar a cóclea.

• O revestimento epitelial do otocisto dá origem ao labirinto membranoso. A dobragem da sua parede dá origem a ducto e saccus endolymphaticus.

• Três diverticulae surgem do epitélio da parte dorsal do otocisto e dão origem às três condutas semicirculares.

• A mesoderme em redor do labirinto membranoso é convertida em cápsula cartilaginosa de ótica, e finalmente ossificada para formar o labirinto ósseo.

• Os scala tympani e scala vestibuli aparecem à volta do ducto coclear.

Desenvolvimento do ouvido médio:

• O tubo auditivo e a cavidade timpânica são desenvolvidos a partir de uma cavidade oca, chamada recesso tubotímpano e são formados os 1st e 2nd Bolsas faríngeas (endoderrmal em origem).

• Os ossículos e músculos do ouvido médio desenvolveram-se a partir da mesoderme do 1st. e 2nd. Arcos faríngeos; mallus e incus desenvolvidos a partir do 1st. arco, estribo desenvolvido a partir do 2nd arco. Os tímpanos tensores são desenvolvidos a partir da mesoderme do arco 1st, o stapedius é desenvolvido a partir da mesoderme do arco $2.^{nd}$

• Durante o mês 7th, a parte posterior da cavidade timpânica expande-se para formar o antro do tímpano. As células de ar do mastóide aparecem aos dois anos de idade.

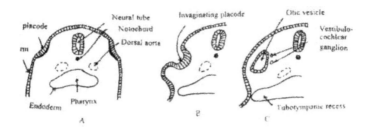

Figura (94): Secções transversais mostrando a formação do theoticvesicle

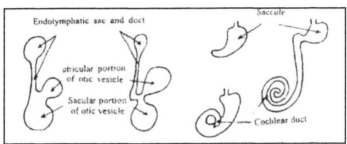

Figura (95): Diagramas mostrando um maior desenvolvimento do cisto teótico

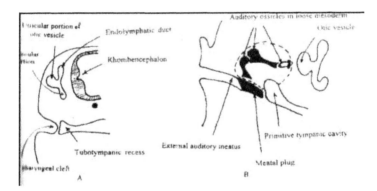

Figura (96): Secções transversais mostrando as porções utriculares e seculares da vesícula otica, recesso tubotímpano, primeira fenda faríngea e o desenvolvimento dos ofoticossiclos.

Desenvolvimento da orelha externa:
- É formado a partir do sulco ou fenda da 1ª faringe, que se aprofunda para formar um funil
- o poço em forma que forma todo o canal do ouvido externo.
- A proliferação celular ectodérmica no fundo do poço cresce mais profundamente até atingir as paredes da cavidade timpânica, depois as

células decompõem-se.
- A aurícula é desenvolvida a partir dos arcos faríngeos 1st e 2nd. Seis arcos faríngeos. Aparecem, 3 no arco 1st e 3 no arco 2nd. Estes tubérculos unem-se de uma maneira especial para formar a aurícula.

Anomalias congénitas

1. A agenesia de qualquer parte é rara.
2. Variação na forma da aurícula.
3. A fístula do ouvido estende-se até ao ouvido médio.

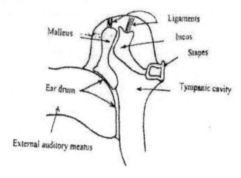

Figura (97): Diagrama mostrando o ouvido médio em desenvolvimento

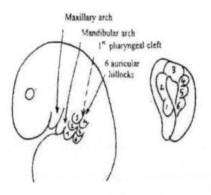

Figura (98): Diagramas que mostram o desenvolvimento da aurícula

DESENVOLVIMENTO DE OSSOS

Os ossos são desenvolvidos a partir da mesoderme e começam a aparecer

nas 5th e 6th semanas de vida embrionária. Os ossos desenvolvem-se por dois métodos:
1. Ossos membranosos que surgem directamente da mesoderme.
2. Ossos cartilagíneos: _a mesoderme torna-se cartilagem que ossificou e se transforma em ossos.

Ossificação Membranosa

• A mesoderme torna-se densa em áreas específicas, depois as células mesodérmicas aumentam de tamanho e transformam-se em osteoblastos. As barras finas de substância intercelular aparecem e tornam-se mais largas e espessas.
• Os sais ósseos são depositados principalmente cálcio dos vasos sanguíneos mais próximos sob a forma de espículas que se expandem e unem numa rede de trabéculas.
• Forma-se um periósteo a mesoderme local.
• Os osteoblastos na superfície interna do periósteo formam osso de cada lado. Assim, as mesas internas e externas de osso são formadas enquanto o osso no centro forma o diploe.
• Devido à actividade dos osteoblastos, forma-se um novo osso e o osso aumenta de espessura e alguns dos osteoblastos estão rodeados de osso e encontram-se em lacunas.

Ossificação Cartilaginosa

• O tecido mesodérmico condensa sob a forma do osso em desenvolvimento, por exemplo, osso longo (haste e duas extremidades).
• As células mesodérmicas diferenciam-se em células cartilaginosas
• A ossificação começa no centro do poço e depois em ambas as extremidades. Os vasos sanguíneos invadem o centro da haste do osso e as extremidades do osso.
• As células da cartilagem proliferam na junção da haste e nas extremidades do osso. Elas formam várias camadas das células dispostas em colunas , o seu destino é o seguinte :
• As células cartilaginosas no centro do inchaço ósseo e degeneram levando à formação de cavidades de medula óssea. O sal de cálcio s dos vasos sanguíneos é depositado na matriz cartilaginosa que se transforma em trabéculas ósseas.
• O tecido cartilaginoso na periferia é conhecido como pericôndrio, forma uma camada de osso compacto conhecido como periósteo.
• A camada celular interna do pericôndrio penetra na cartilagem sob a forma de gomos que dão origem aos osteoblastos

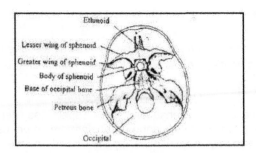

Figura (99): Diagrama mostrando os ossos cartilagíneos da base do crânio

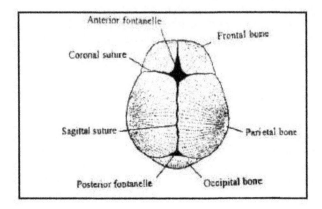

Figura (100): Diagrama mostrando os ossos membranosos do crânio e as suas fontanelas

Desenvolvimento do crânio:
- Os ossos do crânio são desenvolvidos em parte formando uma membrana e em parte a partir de cartilagem.
- Os ossos da face e a tampa do crânio são formados a partir da membrana.
- Os ossos da base do crânio são formados a partir de cartilagem.
- Os ossos membranosos são o frontal, parietal, nasal, lacrimal, maxilar, zigomático e palatino.
- Os ossos cartilagionosos são o etiópode e as conchas nasais.
- Os ossos formados a partir da cartilagem e membrana são o occipital, esfenoidal e temporal.
- A mandíbula é ossificada em membrana que cobre a cartilagem de Meckel. Ao nascer, é constituída por duas peças unidas por tecido fibroso que se unem no 2nd ano.

Osso hióide:
- A buzina inferior e a parte superior do corpo são desenvolvidas a partir da

cartilagem do arco 2.nd
- A buzina maior e a parte inferior do corpo são desenvolvidas a partir da cartilagem do 3º arco.

Fontanelas de crânio:
- As fontanelas são intervalos de membrana não falseados entre os ossos do crânio. As fontanelas principais são:

1- A fontanela anterior é a maior, e situa-se na junção das suturas coronal e sagital. Está fechada aos 18th.mounth (1,5 anos).

2- A fontanela posterior é a maior, e situa-se na junção das suturas sagital e lambdoide. Está fechada no 6th mês.
- As fontanelas antero-laterárias e postero-laterais são pequenas, de forma irregular e situam-se nos ângulos posterior e mastoidais do osso parietal. São fechadas poucos meses após o nascimento.

Dentes:
- Existem dois tipos de dentes decíduos (ou dentes de leite) e dentes permanentes.

Os dentes decíduos (de leite) (20 dentes):
- São 4 incisivos, 2 caninos, 4 molares em cada mandíbula.
- O incisivo central inferior entra em erupção primeiro no 6th mês após o nascimento, o canino é o último a entrar em erupção no 1,5 ano.

Os dentes permanentes (32):
- São 4 incisivos, 2 caninos, 4 pré-molares e 6 molares.
- O 1st molar permanente aparece primeiro no 6th ano; o 3rd molar é o último a aparecer no 18th ano.

Forma do crânio à nascença: À nascença, o crânio é relativamente grande. A sua base é estreita na proporção da abóbada. O rosto é pequeno. O tubérculo frontal e parietal é proeminente. Há fontanelas na junção dos ossos.

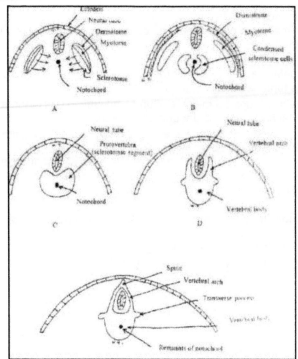

Figura (101): Diagramas que mostram o desenvolvimento de uma vértebra

Desenvolvimento das vértebras:

- O notocorda é a base do desenvolvimento das vértebras.
- No início, a notocorda é uma vara de células não segmentada, e depois é rodeada por células do esclerótomo para da coluna vertebral mesenquimal que é dividida em 35 segmentos chamados provertebrase.
- Em cada segmento aparece uma fissura no centro onde as células estão soltas. De ambos os lados da fissura, a mesoderme é condensada a partir de um disco perichordal. A porção menos densa dos segmentos adjacentes unifica-se a partir das vértebras.
- O arco neural é desenvolvido a partir da porção inferior de porção de provertebrae e é estendido para rodear a medula espinhal.
- Os centros de condrificação aparecem nas vértebras para formar a coluna vertebral cartilaginosa.
- Os centros de ossificação aparecem nas vértebras para formar a coluna vertebral óssea.
- Cada vértebra é ossificada a partir de 3 centros, um centro para os arcos ósseos e dois centros para os arcos vertebrais.
- Ao nascer, a vértebra é constituída por 3 peças unidas por 2 articulações neurocentrais.
- Aos 3 anos, as 3 peças unem-se para formar uma só peça. Depois aparecem centros secundários de ossificação.

- Os discos intervertebrais são formados a partir da porção do meio do disco pericórdico e da notocorda.

O destino do notocorde:
- A sua parte superior está incluída na porção basilar do osso occipital e corpo de esfenóide.
- Desaparece gradualmente no centro dos corpos das vértebras.
- Aumenta nos discos intervertebrais para formar o núcleo pulposus pulposus.
- Curvas da coluna vertebral:
- Existem curvas cervicais, torácicas, lombares e pélvicas. As curvas torácica e pélvica são curvas primárias, aparecem durante a vida fetal e são ventriculares côncavas. Enquanto as curvas cervical e lombar são secundárias, aparecem depois de segurar a cabeça e andar, são convexas ventralmente.

Desenvolvimento de costelas:
- As costelas são formadas a partir do alongamento dos *processos costais* das vértebras torácicas. Os processos costais são extensões laterais das protovertebras e cada processo costeiro situa-se entre dois miotrópicos, o destino dos processos costais é o seguinte:

1. *Nas vértebras cervicais*: formam o limite anterior e lateral do foramina cervical transversal.
2. *Nas vértebras torácicas*: elas formam as costelas.
3. *Nas vértebras lombares*: fundem-se com os processos transversais.
4. *Nas vértebras superiores do sacro*: unem-se para formar a porção anterior do ala do sacro.

- A condrificação de costelas começa na semana 7th. A ligação cartilaginosa da cabeça da costela e do lado das vértebras degenera e torna-se em articulações.

Ossificação das costelas:
- Cada costela ossificada a partir de 4 centros: uma primária para o eixo e 3 secundárias para a cabeça e tubérculos.
- A primeira costela tem apenas 3 centros.

Anomalias congénitas;
1. Costela cervical, está ligada às 7th vértebras.
2. Costela lombar extra, é convertida para as 1st vértebras lombares.
3. Costelas bifurcadas nas suas extremidades anteriores.

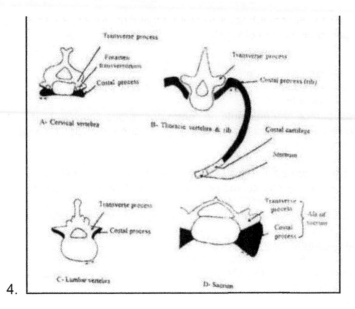

Figura (102): Diagramas mostrando o destino do processo costal em diferentes vértebras e o desenvolvimento de uma costela

Desenvolvimento do esterno:
• Duas bandas longitudinais de mesoderme condensado tornam-se condrificadas. Não estão ligadas uma à outra nem às costelas.
• Mais tarde, fundem-se um com o outro acima para baixo e incorporam-se com um pequeno segmento mediano semelhante chamado pré-esternum e duas massas mais pequenas semelhantes chamadas suprasternum.
• A ossificação do esterno fundido ocorre do seguinte modo para o manúbrio, 4 para o corpo e um para o processo xifóide.
• O manúbrio e o corpo unem-se entre 17-25 anos, enquanto que o corpo e o processo xifóide unem cerca de 40 anos.
Anomalias congénitas :
1. Processo xifóide entalhado.
2. Esterno perfurado.

3. Fenda do esterno.

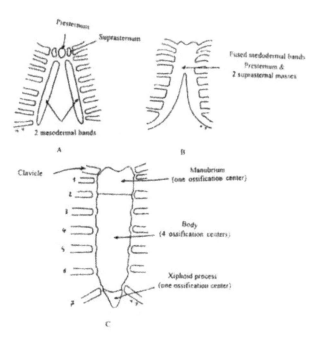

Figura (103): Diagramas que mostram o desenvolvimento do esterno

Desenvolvimento dos ossos do membro superior

Clavícula: É formada em membrana. Dois centros aparecem na 5th semana que rapidamente se fundem, de modo que, é o primeiro osso a ossificar.
Omoplata: Forma-se em 8 centros ossificados que aparecem no corpo, cavidade glenoidal, coracoides e processos acromiônicos.
Humerus: Tinha centros de ossificação em:
Eixo (2 m de vida fetal)
Extremo superior: cabeça (1 ano), maior tuberosidade (3 anos), menor tuberosidade (5 anos).
Extremidade inferior: epicôndilo lateral (12 anos), trochlea (12 anos),

epicôndilo medial (5 anos). Juntam-se ao poço aos (17 anos).
raio: Tinha centros de ossificação em:
Eixo (2 m de vida fetal).
Extremidade superior: aparece (4 anos) e junta-se ao eixo (17 anos).

Extremidade inferior: aparece (1 ano) e junta-se ao eixo (20 anos). **Ulna**:
- Eixo (2 m de vida fetal).
- Extremidade superior: aparece (11 anos) e junta-se ao eixo (17 anos).
- Extremidade inferior: aparece (7 anos) e junta-se ao eixo (20 anos).

Ossos cárpicos: Cada um é ossificado a partir de um centro que aparece da seguinte forma: capitatos, hamato (1 ano), triquetral (3 anos), lumate (4 anos), escafóide (5 anos), trapézio e trapézio (6 anos), pisiforme (10 anos).

Ossos metacarpianos: Cada um é ossificado a partir de 2 centros, um para o eixo (2 m de vida fetal), e um centro secundário para a cabeça (2 anos), eles juntam-se a (17 anos).

Falanges: Cada uma é ossificada a partir de 2 centros, um para o eixo e outro para a base.

Desenvolvimento dos ossos do membro inferior
Osso da anca:
- São ossificados 8 centros,3 primários e secundários como se segue:
- Os centros primários são para ilium (2nd mês), ischium (3rd mês) e pubis (4th mês).
- Os centros secundários são para a crista ilíaca, a rotação ilíaca inferior, a tuberosidade isquiática.

Femur: É ossificado a partir de 5 centros, como se segue:
- *Eixo*: aparece em (2nd mês de vida fetal).
- *Extremo superior:* cabeça aparece a (1st ano) trocânter maior aparece a (4 anos).trocânter menor aparece a (14 anos).junta-se ao eixo a (18 anos).
- *Extremidade inferior:* aparece em (9th mês foeatal), junta-se ao poço em (20 anos).
  o **Patella**: É ossificado a partir de um centro que aparece a (3-6 anos).
  o **Tibia**: É ossificado a partir de 3 centro segue-se:
  o **Shafl** um centro aparece a (2 meses de vida foeatal).
  o O centro **superior** aparece ao nascimento e junta-se ao eixo aos (20 anos).
  o centro da **extremidade inferior** aparece em (1st. ano) e junta-se ao poço em (18 anos).
  o **Fibula** : É ossificada a partir de 3 centros como se segue:
  o **Eixo** um centro aparece a (2 meses de vida foeatal).
  o O centro **superior** aparece no (5th. ano) e junta-se ao eixo em (5th anos).
  o centro da **extremidade inferior** aparece no (2nd ... ano) e junta-se ao eixo em (20th. anos).

Ossos de tarso:
- Cada osso é ossificado a partir de um centro excepto o calcâneo é ossificado a partir de 2 centros, como se segue:
- Calcaneus: dois centros aparecem em (6th mês e 6th. ano).
- Os centros Talus aparecem em (7th mês de vida fetal).
- Os centros cubóides aparecem em (9th mês de vida fetal).
- O centro cuneiforme lateral aparece em (1st ano).

- O centro cuneiforme medial aparece em (2nd ano).
- O centro cuneiforme intermédio aparece em (3rd. ano).
- Os centros naviculares aparecem em (3rd ano).

Ossos de metatarso:
- Cada osso é ossificado a partir de 2 centros, como se segue:
- Um centro para a haste aparece em (2nd mês de vida fetal).
- Um centro para a cabeça, aparece em (3rd - 4th ano), a adesão em (20th. ano)

Falanges:
- Cada osso é ossificado a partir de 2 centros, como se segue:
- Um para o eixo aparece em (4th - 6th mês).
- Um para o chefe, aparece em (3rd - 6th ano), o join em (17th - 18th. ano)

Desenvolvimento de Juntas

A mesoderme entre os ossos em desenvolvimento é menos densa e pode dar origem a

1. Tecido fibroso, como no caso das articulações fibrosas, por exemplo, suturas do crânio.
2. Placas fibrocartilaginosas como no caso das articulações cartilaginosas, por exemplo, sínfise púbica e discos intervertebrais.
3. Cavidade por degeneração das células mesodérmicas, como no caso das articulações sinoviais, por exemplo, união do joelho.

DESENVOLVIMENTO DOS MÚSCULOS

- Os músculos são desenvolvidos a partir da mesoderme em diferentes locais, como se segue:

1. Os miotomos dão origem aos músculos do tronco, órbita e língua.
2. A mesoderme dos arcos faríngeos dá origem a certos músculos da cabeça e do pescoço (descritos).
3. A mesoderme dos botões dos membros dá origem aos músculos dos membros.
4. A camadaplanchique da mesoderme dá origem aos músculos dos órgãos internos e do músculo cardíaco.
5. Os músculos da íris são a única excepção porque surgem do ectoderma neural.

Myotomes

- São a porção dorsilateral dos somitos da mesoderme para-axial.
- Cada miotroma é dividido em duas porções, a porção dorsal chamada epimere e a ventral chamada hypomere.

- A epimere é fornecida pelo ramo posterior do nervo espinhal, enquanto o hipômero é fornecido pelo ramo anterior do nervo espinhal.
- As alterações que ocorrem nos miotrópicos durante o desenvolvimento

são as seguintes:
1. Fusão de grupos de miotrópodes, por exemplo, rectus abdominis.
2. Fenda longitudinal, por exemplo, esternohyoid e omohyoid.
3. Fenda tangencial em várias camadas, por exemplo, músculos oblíquos do abdómen.
4. Migração, por exemplo, o diafragma e os músculos da língua.
5. A degeneração leva à formação de fasciae, ligamentos e aponeurose.

DESENVOLVIMENTO DOS MEMBROS

• Os botões dos membros aparecem de ambos os lados do tronco do embrião no final da 4th semana.
• Cada botão de membro é composto por:
1 . Uma mesoderme central, que forma os ossos do membro e os músculos do membro.
2 . Um ectoderme de cobertura, que forma a pele do membro.
• A mesoderme dos botões de membros é derivada da mesoderme da placa lateral e miotrópodes migrados de somitas vizinhas.
• Os rami ventral dos nervos espinhais invadem o botão de membro, (de C4 - T2 passa para o botão de membro superior, de T12 - S4 passa para o botão de membro inferior).
• O membro0bud tem duas fronteiras: cranial (pré-axial) e caudal (posxial). A borda craniana é marcada pelo polegar ou pelo dedo grande para, enquanto a borda caudal é marcada pelo dedo mindinho ou dedo mindinho do pé.
• O botão de membro tem duas superfícies; ventral e dorsal.
• As graxas aparecem em cada músculo de membro dividindo-o em 3 segmentos. O membro superior é dividido em braço, antebraço e mão, enquanto que o membro inferior é dividido em coxa, perna e pé.

Rotação de botões de membros:
• No início, o longo eixo de cada botão de membro e as suas 2 superfícies estão em ângulo recto com o longo eixo do tronco.
• Na semana de 7th & 8th, o membro superior é aduccionado e rodado lateralmente, enquanto o membro inferior é aduccionado e rodado medialmente, o que leva às seguintes alterações:
a) Membro superior (adução e rotação lateral):
1. A superfície ventral (flexor) torna-se anterior.
2. O raio (craniano ou osso pré-axial) torna-se lateral.
3. O bordo craniano (pré-axial) torna-se lateral enquanto o bordo caudal (pré-axial) se torna medial. O mudo torna-se lateral.
b) Membro inferior (adução e rotação mediana):
1. A superfície ventral (flexor) torna-se posterior.
2. A tíbia (crânio ou osso pré-axial) torna-se medial.
3. O dedo grande do pé (craniano ou pré-axial) torna-se medial.
- No final da 8th semana, os membros adquiriram a sua posição fetal. A direcção do cotovelo é caudalmente e o joelho é cranialmente.

Anomalias de membros:
1. *Amelia:* Ausência de um ou mais membros.
2. *Focomelia:* Parte proximal ausente do membro, por isso a mão ou o pé

está ligado directamente ao tronco.
3. *Polidáctilos:* As mãos ou pés têm um dedo do pé ou um dedo do pé extra.
4. *Sindactilia*: fusão de 2 dedos ou 2 dedos dos pés.

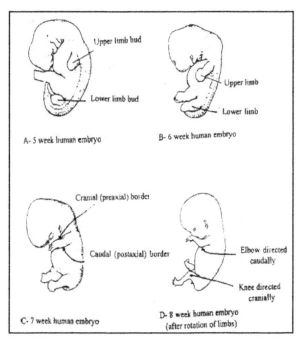

Figura (104): Diagramas que mostram o desenvolvimento dos membros

DESENVOLVIMENTO DA PELE

A pele é formada de epiderme e derme, a epiderme é desenvolvida a partir do ectoderme e a derme é desenvolvida a partir do
- Mesoderme da placa lateral ou dos dermatomas dos somitos.
- As células ectodérmicas proliferam e dão origem a duas camadas de células:
1. **Camada superficial (periderm): as** suas células achatam e cornificam.
2. **Camada profunda: as** suas células são cuboidais e estão a dividir-se activamente. Após o 4th mês, a epiderme é de várias camadas. A camada mais profunda é chamada stratum germinativum; as suas células estão a dividir-se activamente. Junto à camada germinativa encontra-se o stratum granulosum, lucidum e stratum corneum.

Cabelo:
Os cabelos são formados no 3rd mês nas sobrancelhas, lábios, queixo, e aparecem no corpo um mês depois.
- Um aglomerado de células germinativas cresce na derme para fora do folículo piloso que é rodeado por células mesodérmicas.
- A base do folículo piloso dá origem ao bulbo.
- As células centrais do folículo piloso dão origem à haste e à bainha epitelial interna, a haste cresce e penetra na superfície
- As células mesodérmicas circundantes dão origem ao músculo do pilli do arrector.
- A 1st geração de cabelo é chamada de *cabelo lanugo*. Cobre a parte de trás do corpo e dos membros e é proeminente até ao 5th mês, e é solto ou antes do nascimento ou logo após.
- Depois, são desenvolvidos novos cabelos, a formação de cabelo continua ao longo da vida.
- Sob a influência das hormonas sexuais formam-se os pêlos axilares e púbicos, no macho também se formam os pêlos da barba.

Glândulas sebáceas:
Aparecem durante o 1st mês como um inchaço da bainha epitelial externa dos folículos pilosos, o inchaço torna-se lobulado, e a degeneração de gordura das suas células centrais leva à formação de um lúmen.

Glândulas sudoríparas:
Aparecem como cordas sólidas da epiderme e depois estendem-se na derme durante o 4th mês.

Anomalias congénitas:
1. *Albinismo*: falha de deposição de pigmento.
2. *Naevus*: uma mancha pigmentada de pele.
3. *Hipertricose*: formação excessiva de pêlos.
4. *Hipotricose*: deficiência congénita de pêlos.

Desenvolvimento das Glândulas Mamárias

Na superfície ventral do embrião aparece um par de espessuras de banda do ectoderme, que se estendem desde a axila até à virilha e são chamadas (linha de leite).

- A glândula aparece primeiro como uma massa lenticular de células ectodérmicas, no 4th mês. Depois, aumenta gradualmente de tamanho e consiste em 15-20 cordões sólidos que se ramificam formando *canais lactíferos*.
- Ao nascer, formam-se os principais canais lactíferos e não há diferença entre o peito masculino e o feminino.
- Na mulher e na puberdade, há um rápido aumento no tamanho devido ao crescimento do sistema de condutas e acumulação de gordura.
- Na gravidez, há um crescimento acentuado das condutas e do acini da glândula, os mamilos aumentam de tamanho e a aréola torna-se pigmentada.
- Nas fêmeas velhas, a glândula torna-se pequena em tamanho e é formada principalmente de tecido gorduroso e fibroso.

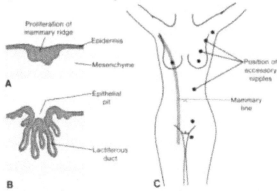

Figura (105): Diagrama mostrando um par de espessuras de banda do ectoderme (Linha de leite)

Anomalias congénitas:
1. Micromastia: peito pequeno.
2. Macromastia: peito grande.
3. Amastia: ausência congénita de mama.
4. Polimácias: numerosos peitos.
5. politelia: numerosos mamilos.
6. Ginecomastia: aumento do peito masculino.

Referências
1- . Sadler T.W ,Langman's Medical Embryology 13th Ed. ISBN (2015)

2- Fitzgerald, M. J. T.: *Embriologia Humana*. Harper and Row, Hagerstown, MD, 1978

3-Langman, J.: *Medical Embryology*, 4th e The Williams & Wilkins Company, Baltimore, 1981

4- Linda M. Ernst, Eduardo D. Ruchelli, Dale S. Huff Atlas de Cor de Histologia Fetal e Neonatal2016

5-KMK MasthanTextbook of Human Oral Embryology, Anatomy, Physiology, Histology and Tooth Morphology (2010)

6- Keith L. Moore BA FRSM FAAA Mark G. Torchia (Autor) The Developing Human: Clinically Oriented Embryology, 11t

https://www.amazon.com/dp/0323611540?tag=uuid10-20 .Edition[h] (2019)

7- **Sadler T.W** , Langman's Medical Embryology 14th Edition 14 Ed ISBN (2018)

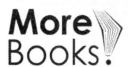
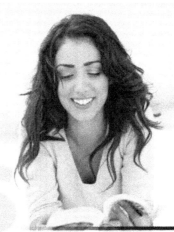

I want morebooks!

Buy your books fast and straightforward online - at one of world's fastest growing online book stores! Environmentally sound due to Print-on-Demand technologies.

Buy your books online at
www.morebooks.shop

Compre os seus livros mais rápido e diretamente na internet, em uma das livrarias on-line com o maior crescimento no mundo! Produção que protege o meio ambiente através das tecnologias de impressão sob demanda.

Compre os seus livros on-line em
www.morebooks.shop

KS OmniScriptum Publishing
Brivibas gatve 197
LV-1039 Riga, Latvia
Telefax: +371 686 204 55

info@omniscriptum.com
www.omniscriptum.com

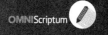

MIX
Papier aus verantwortungsvollen Quellen
Paper from responsible sources
FSC® C105338

Printed by Books on Demand GmbH, Norderstedt / Germany